병리학 문제집

국가 시험 예상 문제집

핵심이론 요점정리
중요도, 빈출에 따른 문제 해설
문제를 풀어 공부
문제를 완벽하게 마스터

Contents

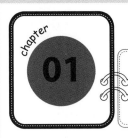

서론

01 병리학이란

- 희랍어의 '질병'(pathos) + '학문(logos)'의 합성어로 영어권에서 '질병학' 또는 '질병이론의학'(pathology)이라 한다.
- 세포, 조직, 장기에 연관된 질병의 원인과 발병론, 형태학적 변화 기능적인 변화 및 임상적 의의에서 전반적인 상태에 대해 연구하는 학문으로 질병의 본질을 규명하고자 하는 분야이다.

02 병리검사

- 해부병리학의 기초를 토대로 행해지는 임상검사이다.
- 생검
  - 환자의 몸에서 병변 부위의 일부를 취하여 병리조직학적으로 검사해서 임상진단이나 치료법을 확립하는 것으로 절제생검, 진단적생검, 침생검, 펀치생검 및 흡인생검 등이 있다.
- 수술중의 신속한 조직진단
  - 수술 중 명소의 일부를 채취하여 −20℃ 정도로 동결한 후 얇게 잘라서 염색, 판독하여 조직검사를 15분 정도의 빠른 시간 내에 함으로써 수술방침을 정하는데 참고로 한다.
- 수술재료의 조직검사
- 세포검사
- 부검

03 기본 단위

- 1μ(microne) = $1\mu m$ = 0.001mm = 10,000 Å (angstrom)
- $1m\mu$ = 0.001μ = 10 Å = 1nm = 10^{-7}cm
- 1Å = $0.1m\mu$ = 0.1nm = 10^{-8}cm = 0.001μ

04 기본 용어

- 감염(infection) : 주로 개체에 병원체가 침입하는 것
- 괴사(necrosis) : 세포의 죽음을 나타내는 형태학적 변화로 효소의 진행성, 퇴행성 작용에 의해 일어난다.
- 기질화(organization) : 이물의 주위에 육아조직이 형성되어 대치하는 현상
- 기회감염(opportunistic infection) : 병원성이 없거나 독성이 낮은 병원체가 감염에 대한 저항력이 저하된 숙주에 감염된 것
- 내인(intrinsic factor) : 개인이 어떤 질병에 걸리기 쉬운 신체의 성상
- 고름집(농양: abscess) : 조직의 괴사에 의한 고름(농)의 국소적 집합으로 장기나 조직내에 고름(농)이 국소적으로 축적되어 일어나며 외과적 배농이나 제거로 치유한다.
- 면역(immunity) : 특정질환에 대한 특이적 방어
- 변성(degeneration) : 장애를 받은 실질 조직이나 장기의 세포내 또는 세포사이질(간질)에 어떤 물질이 이상출현이나 침착하는 상태
- 병변(lesion) : 모든 병리적 외상성의 조직장애 또는 어떤 부분의 기능상실
- 병원성(pathogenicity) : 감염성 질병을 일으킬 수 있는 잠재력
- 병인론(발병기전 pathogenesis) : 병이 발병하여 연속적인 경과를 말하고 외부에서 인체를 향해 작용하거나 신체 속으로 들어와 작용하는 것은 외인이라 하고 개인이 그 병에 걸리기 쉬운 신체의 성상을 내인이라 한다.
- 비대(hypertrophy) : 장기나 조직을 구성하는 세포가 원래의 구조를 유지하면서 부피가 증가하는 것
- 삼출(exudation) : 혈관 투과성의 항진으로 혈관내 액성성분과 단백질 성분 등이 간질조직으로 빠져나가는 현상
- 알레르기(allergy) : 특이적인 알레르기 유발물질에 의

해 일어나는 과민상태
- 염증(inflammation) : 손상에 대한 조직의 반응으로 원인여하를 불문하고 발열이 있고 국부적 발적, 팽창, 동통, 맥관 수축 및 확장, 백혈구 삼출, 체액누출 등이 생긴다.
- 예후(prognosis) : 어떤 질환의 진행 가능성에 대한 어떤 귀결을 예측하는 것
- 외인(extrinsic factor) : 외부에서 인체를 향해 작용하거나 신체내로 들어가 작용하는 것
- 울혈(congestion) : 정맥혈의 유출이 잘 되지 않아 혈액량이 증가된 상태
- 위축(atrophy) : 정상적으로 발달한 실질조직이나 장기의 용적이 장애로 인해 작아지는 것
- 이식(transplantation) : 살아있는 조직의 조각을 동일한 개체나 다른 개체의 신체 일부에 심는 것
- 형성이상(이형성 dysplasia) : 세포가 증식하면서 크기, 형태, 배열 등이 비정상적으로 되는 것
- 증상(symptom) : 질환이나 환자상태의 주관적 증거, 환자의 신체적 또는 정신적 상태의 변화
- 과다형성(hyperplasia) : 구성세포의 수가 증가하여 조직이나 장기의 부피가 증대되는 것
- 증후군(syndrome) : 어떤 일정한 질환에 나타나는 증후군에 대해 주어진 명칭인데 그것을 나타내는 질환으로 해석해야 한다.
- 진단(diagnosis) : 어떤 질환을 다른 질환과 구별하는 방법
- 질병(disease) : 신체의 일부 또는 전신의 기능이나 구조에 장애가 있어서 건강한 상태가 아닌 것
- 충혈(hyperemia) : 조직이나 장기로 유입되는 국소의 혈관이 확대되어 동맥혈의 양이 증가된 상태
- 합병증(complication) : 동일 환자에게 일어난 두 개 또는 그 이상의 질환이 공존되는 상태
- 항상성(homeostasis) : 생물의 신체 상태를 일정하게 유지하는 경향으로 부(負)의 feedback에 의해 자극되는 조절계에 의해 행해진다.
- 허혈(ischemia) : 신체의 한 국소에 혈액 공급이 감소되거나 단절된 상태
- 화생(metaplasia) : 분화를 완료한 조직이 형태적, 기능적으로 다른 조직으로 변하는 현상

0001

생체의 생리기능에 장애를 일으키는 외적인 요인으로 옳은 것은?

▮보기▮

| 가. 영양장애 | 나. 물리적 요인 | 다. 화학적 요인 | 라. 생물학적 요인 |

① 가, 나, 다　　② 가, 다　　③ 나, 라　　④ 라　　⑤ 가, 나, 다, 라

✛ 문헌 이한기 외, 병리학, 수문사, 2005, p.14

0002

질환의 기전과 증상이 잘 연결된 것은?

① 빈혈 – 영양부족 – 청색증　　② 세균감염 – 염증 – 종창

③ 담석 – 담관폐쇄 – 청색증　　④ 뇌막염 – 색전 – 두통

⑤ 위장염 – 출혈 – 궤양

✛ 문헌 이한기 외, 병리학, 수문사, 2005, p.17

0003

다음과 같은 특징을 나타내는 눈의 질환으로 옳은 것은?

▮보기▮

• 수정체가 흐려진다.
• 수정체 안의 대사나 영양에 변화가 있을 때 발생한다.

① 결막염　　② 녹내장　　③ 황반변성　　④ 다래끼(맥립종)　　⑤ 백내장

✛ 문헌 박희진 외, 알기쉬운 병리학, 메디컬코리아, 2007, p.371

0004

다음과 같은 특징을 나타내는 눈의 질환으로 옳은 것은?

▮보기▮

• 과량의 방수로 안압이 높아진다.
• 눈 속의 과도한 압력을 특징으로 한다.

① 결막염　　② 녹내장　　③ 황반변성　　④ 다래끼(맥립종)　　⑤ 백내장

✛ 문헌 박희진 외, 알기쉬운 병리학, 메디컬코리아, 2007, p.372

해설

0001
• 질병의 원인은 외인과 내인으로 구분된다. 내분비 장애, 면역, 유전성 질환 등은 내인이 주가 된다.

0002
• 어떤 질환이 나타날 때는 기전과 증상이 있다.

0003
• 가장 흔한 원인은 노화이며, 외상, 출생결함, 당뇨 등이다.

0004
• 너무 많은 양의 방수가 만들어지거나 적절하게 배출되지 못할 때 눈 속에서 압력이 높아진다.

해설

0005
- 장액성 중이염 : 유스타키오관 폐쇄나 비행 중 발생할 수 있는 중이의 압력변화로 인해 장액성 체액이 중이에 채워져 발생한다.
- 화농성 중이염 : 중이에 세균이 감염되어 화농성 감염을 일으킨 상태이다.

0006
- 방임 : 음식, 옷 등 기본적인 요구를 제공하지 않는 것
- 흔들림 아이 증후군 : 아동을 심하게 흔들어 부상을 입히는 것
- 성적 학대 : 성적 학대를 확인하는 방법은 아이들의 말에 귀를 기울이고, 제한없이 질문하고, 학대인가를 생각하는 것이다.
- 심리적 학대 : 아동을 비난하거나 욕을 하거나 무시한 행위

0007
- 주의력결핍 과잉행동장애는 주의집중 결여, 과잉행동 그리고 충동성 등이 나타나는 정신건강 장애이다.

0008
- 과장 : 자기에 대한 과장된 감각
- 질투 : 자기의 성 파트너가 진실하지 못하다고 믿음
- 성욕이상 : 누군가와 사랑에 빠졌다고 믿음
- 학대, 박해 : 누군가 자기를 몰래 조사한다고 믿음

0005

다음과 같은 특징을 나타내는 귀의 질환으로 옳은 것은?

보기
- 중이에 체액이 채워져 발생하는 염증이다.
- 전도난청, 귀통증, 어지러움 등을 호소한다.

① 외이도염　　② 유양돌기염　　③ 중이염　　④ 귀지전색　　⑤ 귀경화증

✛ 문헌 박희진 외, 알기쉬운 병리학, 메디컬코리아, 2007, p.374

0006

아동학대의 유형으로 옳은 것은?

보기
가. 방임　　　나. 흔들림 아이 증후군　　　다. 성적 학대　　　라. 심리적 학대

① 가, 나, 다　　② 가, 다　　③ 나, 라　　④ 라　　⑤ 가, 나, 다, 라

✛ 문헌 박희진 외, 알기쉬운 병리학, 메디컬코리아, 2007, p.449

0007

다음과 같은 증상을 보이는 정신장애로 옳은 것은?

보기
- 주의력 결여
- 몸부림
- 차례 기다리기를 못함
- 정교한 일을 완수하지 못함

① 주의력결핍 과잉행동장애　　　　② 말더듬
③ 틱장애　　　④ 자폐증　　　⑤ 정신지체

✛ 문헌 박희진 외, 알기쉬운 병리학, 메디컬코리아, 2007, p.459

0008

망상장애의 유형으로 옳은 것은?

보기
가. 과장　　　나. 질투　　　다. 성욕이상　　　라. 학대

① 가, 나, 다　　② 가, 다　　③ 나, 라　　④ 라　　⑤ 가, 나, 다, 라

✛ 문헌 박희진 외, 알기쉬운 병리학, 메디컬코리아, 2007, p.467

6

0009

우울증 환자의 특성으로 옳은 것은?

| 보기 |

가. 우유부단하고 주변에 관심이 없다.　　나. 잘 수 없거나 지나치게 잔다.
다. 자살에 대해 많이 생각한다.　　라. 항상 활력이 넘친다.

① 가, 나, 다　　② 가, 다　　③ 나, 라　　④ 라　　⑤ 가, 나, 다, 라

✛ 문헌 박희진 외, 알기쉬운 병리학, 메디컬코리아, 2007, p.467

0010

조울증의 증상으로 옳은 것은?

| 보기 |

가. 도취감　　나. 빠른 사고와 빠른 말
다. 극단적 흥분성　　라. 잘못된 것에 대한 거부

① 가, 나, 다　　② 가, 다　　③ 나, 라　　④ 라　　⑤ 가, 나, 다, 라

✛ 문헌 박희진 외, 알기쉬운 병리학, 메디컬코리아, 2007, p.469

0011

공포요인과 공포증의 연결이 옳은 것은?

| 보기 |

가. 숫자 13 − 13공포증　　나. 손상 − 외상공포증
다. 이방인 − 타인공포증　　라. 일 − 과로공포증

① 가, 나, 다　　② 가, 다　　③ 나, 라　　④ 라　　⑤ 가, 나, 다, 라

✛ 문헌 박희진 외, 알기쉬운 병리학, 메디컬코리아, 2007, p.470

0012

외상후 스트레스 장애의 증상으로 옳은 것은?

| 보기 |

가. 흥분성과 동요　　나. 우울증　　다. 사회로부터 도피　　라. 약물의존

① 가, 나, 다　　② 가, 다　　③ 나, 라　　④ 라　　⑤ 가, 나, 다, 라

✛ 문헌 박희진 외, 알기쉬운 병리학, 메디컬코리아, 2007, p.471

해설

0013
- 노출증 : 무관심 상태의 이성에게 자신의 성기를 노출하는 것
- 성욕도착 : 무생물을 이용한 성적 자극
- 성적 가학증 : 희생자가 고통을 당할 때 가학 성애자의 성적 자극을 느끼는 것
- 관음증 : 남의 성적인 행위나 부분을 은밀히 지켜보는 것

0014
- 비탄, 죽음, 임종에 대한 Dr. Elisabeth Kubler-Ross의 5단계는 부정-성냄-타협-비탄/우울-수용 순이다.

0015
- 헌팅톤(Huntington)무도병 : 근육조절의 소실을 특정으로 하는 뇌의 진행성 퇴행성 질환으로 우성유전질환이다.
- 윌슨(Wilson) 질환 : 구리 대사장애에 의한 질환
- 왈러변성(Wallerian degeneration) : 말초신경 절단 시 나타나는 퇴행성 병변
- 라이(Reye)증후군 : 급성뇌질환과 급성바이러스 감염을 일으킬 수 있는 내부장기의 지방 침윤성 질환.

0016
- 혈장 중에는 80mg/dl가 있고 환원능의 계측에 의해 정량하면 당 이외의 환원물질이 소량 함유되어 있다.

0013

성적 장애로 옳은 것은?

┃보기┃

가. 노출증　　　　나. 성욕도착　　　　다. 성적 가학증　　　　라. 관음증

① 가, 나, 다　　② 가, 다　　③ 나, 라　　④ 라　　⑤ 가, 나, 다, 라

✛ 문헌 박희진 외, 알기쉬운 병리학, 메디컬코리아, 2007, p.473

0014

Elisabeth Kubler-Ross에 의한 슬픔의 과정으로 옳은 것은?

① 성냄-부정-우울-타협-수용　　　② 성냄-타협-우울-부정-수용

③ 부정-성냄-타협-우울-수용　　　④ 부정-타협-성냄-수용-우울

⑤ 타협-우울-성냄-수용-부정

✛ 문헌 박희진 외, 알기쉬운 병리학, 메디컬코리아, 2007, p.474

0015

다음과 같은 특징을 보이는 신경계질환으로 옳은 것은?

┃보기┃
- 척수신경에 영향을 주는 급성 및 진행성질환이다.
- 탈수초(demyelination)현상이 나타날 수 있다.
- 감각이상, 작열감, 발한이상, 동공기능장애 등이 나타날 수 있다.

① 길레인-바레(Guillain-Barre)증후군　　② 헌팅톤(Huntington)무도병

③ 왈러변성(Wallerian degeneration)　　④ 윌슨(Wilson) 질환

⑤ 라이(Reye)증후군

✛ 문헌 Harrison's 내과학 편찬위원회, 내과학, 정담, 1997, 2533.

0016

공복혈당의 정상범위로 옳은 것은?

① 20~80mg/dl　　　② 80~120mg/dl　　　③ 140~200mg/dl

④ 200~250mg/dl　　⑤ 300~350mg/dl

✛ 문헌 박희진 외, EMT기초의학, 2005, p.334

0017

황달과 관련된 색소로 옳은 것은?

① 멜라닌　　② 알비노　　③ 크로로필　　④ 빌리루빈　　⑤ 카로틴

✛ 문헌 박희진 외, EMT기초의학, 2005, p.586

0018

40대 중년 남자가 관절에 심한 통증을 호소하여 진단한 결과 다음과 같은 소견을 얻었다. 이 환자의 진단명으로 옳은 것은?

┃보기┃
- 요산대사의 이상으로 혈중 요산농도가 증가되었다.
- 요산염의 배설이 잘 되지 않았다.
- 요산이 결정체로 관절조직에 침착되었다.

① 연골육종　　② 요산뇨　　③ 통풍　　④ 변형성 관절증　　⑤ 추간원판 헤르니아

✛ 문헌 박희진 외, EMT기초의학, 2005, p.591

0019

페닐케톤뇨증(phenylketonuria)과 관련이 있는 것은?

┃보기┃
가. 타이로시나제(tyrosinase)의 결핍으로 발생한다.
나. 뇨와 혈중에 페닐알라닌(phenylalanine)이 증가한다.
다. 조직갈변증과 변형성 관절염이 나타난다.
라. 뇌의 수초형성에 장애가 생겨 정신박약이 되기도 한다.

① 가, 나, 다　　② 가, 다　　③ 나, 라　　④ 라　　⑤ 가, 나, 다, 라

✛ 문헌 박희진 외, EMT기초의학, 2005, p.591

0020

고칼륨혈증으로 인해 나타나는 독성효과로 옳은 것은?

① 심부정맥　　　　② 사구체 여과감소　　　　③ 호흡량 감소
④ 요산생산의 증가　　⑤ 비타민D 대사이상

✛ 문헌 Harrison's 내과학, 정담, 1997, p.276

0017
- 황달 : 혈중에 빌리루빈색소가 과잉(정상 0.1~0.8mg/dl)상태로 된 것

0018
- 통풍 : 핵산에서 유래하는 퓨린(purine) 대사로부터 생긴 요산이 결정체로 되어 관절조직에 침착하는 질환.

0019
- 뇨와 혈중에 페닐알라닌(phenylalanine)이 증가하고 페닐피루브산(phenylpyruvic acid)이 배설된다.

0020
- 임상적으로 T파의 상승, P파의 저하, 최종적으로 심방수축정지 등의 심전도이상 특정으로 한다.

0021

혈전 생성에 대한 서술이다. ( )안에 적합한 혈전형태는?

> **보기**
>
> 혈관벽에 먼저 혈소판의 유착이 일어나고 그 위에 백혈구가 부착되어 층상구조를 이루는
> 것은 (A)혈전이며, 혈액응고 같은 기전에 의해 일어나며 석출된 섬유 소망 중에 다수의
> 혈구가 엉겨있는 것은 (B)혈전이다.

	①	②	③	④	⑤
A	백색	백색	적색	적색	혼합
B	적색	혼합	백색	혼합	백색

✛ **문헌** 김본원 외, 알기쉬운 병리학, 현문사, 2006, p.119

0022

3도 화상으로 다량의 체액이 손실되어 혈장량 부족과 전해질 불균형을 초래하였다. 이때
발생하는 쇼크로 옳은 것은?

① 신경성　　　② 정신성　　　③ 패혈성　　　④ 저체액성　　　⑤ 심장성

✛ **문헌** 박희진 외, EMT기초의학, 2005, p.523

0023

대사성산증의 원인으로 옳은 것은?

> **보기**
>
> 가. 신부전　　　　　　　　　　　나. 저알도스테론증으로인한 신세뇨관 기능 이상
> 다. 설사에 의한 알칼리의 손실　　라. 심한 칼륨결핍

①가, 나, 다　　②가, 다　　③나, 라　　④라　　⑤가, 나, 다, 라

✛ **문헌** Harrison's 내과학, 정담, 1997, p.280

0024

대사성알칼리증의 원인이다. 옳은 것은?

> **보기**
>
> 가. 염산의 합성　　　　　　　　나. 산중에 의한 신세뇨관 기능 이상
> 다. 효소결핍에 의한 유산산증　　라. 심한 칼륨결핍

①가, 나, 다　　②가, 다　　③나, 라　　④라　　⑤가, 나, 다, 라

✛ **문헌** Harrison's 내과학, 정담, 1997, p.283

해설

21
- 혈전은 육안적 상태로 볼 때 백색혈전, 적색혈전, 혼합혈전으로 나누어진다. 혼합혈전은 혈소판과 섬유소로 구성된 백색층과 적혈구의 적색층이 교대로 배열되어 이루어진 잔선(line of Zahn)이라고 하는 층상구조 소견이다.

22
- 화상이나 심한 구토, 설사 등으로 다량의 체액이 손실되면 저체액성 쇼크에 빠진다.

23
- 대사성산증 : 생체내의 비휘발성산의 증가나 중탄산이온의 상실로 혈액의 pH가 저하한 상태

24
- 대사성알칼리증 : 생체내의 비휘발성산의 감소나 중탄산이온의 증가로 혈액의 pH가 상승한 상태.

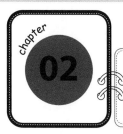

병인

01 내인(Intrinsic factor)

1) 일반적 소인
- 연령 : 연령 시기별로 특히 걸리기 쉬운 질병이 있다.
- 인종 : 동양인, 흑인, 백인 등에 특히 잘 걸리는 질병이 있다.
- 성별 : 남녀 차이에 의한 질병 소인이 있다.

2) 개인적 소인
개인에 따라 특수질환에 걸리기 쉬운 소질로 선천성, 후천성 소인

3) 유전적인 소인
- 염색체 수나 구조의 이상
- 단일유전자의 이상
- 여러 개의 유전자 및 환경의 상호작용에 기인하는 것

4) 면역학적 이상
면역반응과 관련된 질환으로 면역부전증후군, 면역반응, 자가면역질환으로 인한 조직장애 등이 있다.

5) 대사장애
- 유전성 뼈(골) 대사이상에 의해 나타나는 질환 : 뼈연화증(골연화증)
- 단백 대사이상으로 나타나는 질환 : 페닐케톤뇨증
- 지방 대사장애의 증상
  - 심장벽내 결합조직을 따라 황반이 나타난다.

- 간 소엽 중심부에서 작은 지방반이 관찰된다.
- 간세포가 확장되어 있다.

02 외인(Extrinsic factor)

1) 물리적 요인
- 기계적 외상
- 온도에 의한 화상
- 방사선
- 기압이나 음압, 전기 등

2) 화학적 요인
접촉에 의한 장애나 중독 등으로 중금속중독, 유기용제 중독, 가스중독, 약물중독 등이 있다.

3) 생물학적 요인
세균, 곰팡이, 나선균, 바이러스, 원충류 등에 의한 질환으로 이들 병원체는 경구적, 경피적, 호흡기 등을 통해 생체 내로 침입한다.

4) 영양장애
- 과잉섭취, 섭취부족 등이 외인으로 작용하여 질병을 일으킨다.
- 저단백혈증(hypoproteinemia) : 만성적인 영양흡수 부전으로 혈장단백질의 농도가 낮아질 때 발생한다.

5) 사회 환경적 요인

0001

• 창상 치유에 영향을 미치는 인자
  - 전신적 인자 : 연령, 영양, 혈액성분
    의 변화, 당뇨병, 스테로이드 투여량
  - 국소적 인자 : 손상조직의 종류, 감
    염, 혈액순환의 부적절, 창상 내 이
    물질

0001

창상 치유에 영향을 미치는 인자로 옳은 것은?

┌ 보기 ┐

| 가. 연령 | 나. 영양 | 다. 혈액성분의 변화 | 라. 손상조직의 종류 |

① 가, 나, 다   ② 가, 다   ③ 나, 라   ④ 라   ⑤ 가, 나, 다, 라

✢ 문헌 이한기 외, 병리학, 수문사, 2005, p.44

0002

• 알츠하이머병은 대뇌피질을 침범하는
  변성질환으로 진행성 치매를 나타낸다.

0002

신경계의 퇴행성 질환으로 옳은 것은?

① 베르니케(Wernicke)뇌증   ② 광범성경화증

③ 다발성경화증   ④ 펠라그라(Pellagra)뇌증

⑤ 알츠하이머(Alzheimer)병

✢ 문헌 이한기 외, 병리학, 수문사, 2005, p.257

0003

• 신경 손상부에 신경초세포, 축삭이 과
  잉하게 재생하여 종괴를 이루는 것을
  절단신경종이라 한다

0003

다음과 같은 특징을 보이는 말초신경질환으로 옳은 것은?

┌ 보기 ┐

• 말초신경절단에 의한 퇴행성 병변
• 절단된 축삭 바로 위의 랑비에(Ranvier)결절에서부터 먼쪽으로 변성이 일어난다.

① 길랑-바레(Guillain-Barre)증후군   ② 신경나병

③ 악성신경초종   ④ 왈러(Wallerian)변성

⑤ 파킨슨(Parkinson)병

✢ 문헌 이한기 외, 병리학, 수문사, 2005, p.267

0004

• 골연화증의 경우 혈청의 알칼리성 인산
  염은 증가하나 인산염은 감소한다.

0004

골연화증의 특징으로 옳은 것은?

┌ 보기 ┐

| 가. 뼈기둥은 크고 두껍다 | 나. 골모세포의 감소 |
| 다. 혈청 칼슘의 증가 | 라. 혈청의 인산염 감소 |

① 가, 나, 다   ② 가, 다   ③ 나, 라   ④ 라   ⑤ 가, 나, 다, 라

✢ 문헌 이한기 외, 병리학, 수문사, 2005, p.285

0005

다음과 같은 특징을 보이는 관절의 대사장애로 옳은 것은?

▐ 보기 ▐

- 퓨린(purine)대사로 생긴 요산 결정체가 관절조직에 침착한다.
- 중년남자에 호발하고 심한 동통발작을 일으킨다.
- 요산염이 침착되면 이물육아를 만들어 결절로 촉지된다.

① 변형성 관절증　　　② 통풍　　　　　③ 추간원판 헤르니아

④ 골거대 세포증　　　⑤ 연골육종

✛ 문헌 이한기 외, 병리학, 수문사, 2005, p.289

0005
• 침착된 요산염이 이물육아를 만들어 결절로 촉지되는 것을 통풍결절이라고 한다.

0006

다음과 같은 특징을 보이는 타액선 질환으로 옳은 것은?

▐ 보기 ▐

- 멈프스 바이러스(mumps virus) 감염에 의한다.
- 이하선이 붓고 침 분비가 어려우며 통증을 동반한다.
- 후유증으로 불임, 췌장염, 당뇨병을 앓을 수도 있다.

① 타석증(침돌증)　　　② 거대세포 봉입체 질환　　　③ 다형성 선종

④ 점액표피암종　　　⑤ 유행귀밑샘염(유행성이하선염)

✛ 문헌 이한기 외, 병리학, 수문사, 2005, p.296

0006
• 환자의 5~30%에서 고환, 난소, 유선, 췌장, 중추신경계를 침범하기도 한다.

0007

식도염을 유발시키는 소인으로 옳은 것은?

▐ 보기 ▐

가. 위 내용물의 역류　　　　　나. 자극성 음식섭취
다. 산이나 알칼리의 복용　　　라. 이식편에 대한 숙주반응

① 가, 나, 다　　② 가, 다　　③ 나, 라　　④ 라　　⑤ 가, 나, 다, 라

✛ 문헌 이한기 외, 병리학, 수문사, 2005, p.298

0007
• 항암제의 투여, 방사선조사, 요독증이나 진균 등에 이환된 경우 등이 있다.

0008

소장이나 S상결장 등에서 장이 꼬인 상태는?

① 중첩　　② 유착　　③ 탈장　　④ 게실　　⑤ 염전

✛ 문헌 이한기 외, 병리학, 수문사, 2005, p.304

0008
• 대개 장폐쇄증과 장경색증이 나타나므로 신속히 치료해야 한다.

0009
• 안압의 정상값은 15~20mmHg인데 이보다 높아지면 동공안쪽이 녹색으로 보인다.

0010
• 노년기에 호발하며 선천성은 출생시에 수정체가 백색으로 혼탁해진 것이다.

0011
• 임신중독증은 보통 임신 7개월 이후에 나타난다.

0012
• 특정 단백질 분해과정에서 생성된 요산 결정체가 관절에 쌓여 통증을 유발한다.

0013
• 파상풍은 턱잠김(lockjaw)이라고도 하며, 식도근육, 목 등 팔다리에도 경직을 일으킨다.

0009

녹내장의 특징으로 옳은 것은?

보기
가. 안압상승　　　　　　　　나. 수정체 혼탁
다. 안방수의 배출장애　　　　라. 노화, 당뇨 등에 의해 발생한다.

① 가, 나, 다　② 가, 다　③ 나, 라　④ 라　⑤ 가, 나, 다, 라

✚ 문헌 이한기 외, 병리학, 수문사, 2005, p.355

0010

백내장의 특징으로 옳은 것은?

보기
가. 안압상승　　　　　　　　나. 수정체 혼탁
다. 안방수의 배출장애　　　　라. 노화, 당뇨 등에 의해 발생한다.

① 가, 나, 다　② 가, 다　③ 나, 라　④ 라　⑤ 가, 나, 다, 라

✚ 문헌 이한기 외, 병리학, 수문사, 2005, p.356

0011

임신중독증의 증상으로 옳은 것은?

보기
가. 고혈압　　　나. 갑작스런 체중증가　　　다. 부종　　라. 단백뇨

① 가, 나, 다　② 가, 다　③ 나, 라　④ 라　⑤ 가, 나, 다, 라

✚ 문헌 박희진 외, 알기쉬운 병리학, 메디컬코리아, 2007, p.265

0012

통풍을 유발하는 물질로 옳은 것은?

① 요소　② 암모니아　③ 질소　④ 탄산　⑤ 요산

✚ 문헌 박희진 외, 알기쉬운 병리학, 메디컬코리아, 2007, p.318

0013

다음과 같은 병인과 특징을 나타내는 근골격계 질환으로 옳은 것은?

보기
• Clostridium tetani에 의해 만들어진 독소에 의해 발병한다.
• 독소는 근육을 지배하는 신경에 작용하여 근수축을 일으킨다.
• 입을 벌릴 수 없는 강직이 발생하기도 한다.

① 근육퇴행위축　② 통풍　③ 결절종　④ 근위축　⑤ 파상풍

✚ 문헌 박희진 외, 알기쉬운 병리학, 메디컬코리아, 2007, p.320

0014

어린이에게서 흔한 불완전골절로 옳은 것은?

① 압박골절 　② 감입골절 　③ 약목골절 　④ 건열골절 　⑤ 종선골절

✚ 문헌 박희진 외, 알기쉬운 병리학, 메디컬코리아, 2007, p.321

0015

다음과 같은 병인과 특징을 나타내는 신경계통 질환으로 옳은 것은?

┌ 보기 ┐
- 감염된 동물에게 물렸을 경우 바이러스는 척수와 뇌로 이동한다.
- 물을 마시려다 목구멍 경련을 일으킨다.
- 연하불능으로 거품을 함유한 침을 흘린다.

① 대상포진 　② 허혈발작 　③ 간질 　④ 광견병 　⑤ 파상풍

✚ 문헌 박희진 외, 알기쉬운 병리학, 메디컬코리아, 2007, p.342

0016

지방변화를 흔히 관찰할 수 있는 장기로 옳은 것은?

① 신장, 간 　② 폐, 신장 　③ 위, 작은창자 　④ 간, 지라 　⑤ 이자, 위

✚ 문헌 박희진 외, EMT기초의학, 2005, p.482

0017

부종의 발생기전은?

① 혈장콜로이드 삼투압의 증가 　　② 단백질의 정체
③ 혈관의 투과성 저하 　　④ 정맥정수압의 저하
⑤ 림프계의 폐쇄

✚ 문헌 박희진 외, EMT 기초의학, 현문사, 2010, p.521

14
- 수액으로 차있는 푸른 나무처럼 부분적으로 부러진 것이 나타나기 때문이다.

15
- 광견병 치료는 물린 즉시 물과 비누로 씻고 의사의 지시를 따른다.

16
- 지방변화는 간, 신장, 심장 등에서 흔히 관찰되며 특히 지방변성을 가장 잘 일으키는 부위는 간이다.

17
- 부종의 발생기전 : 정맥정수압의 과다, 혈장 콜로이드삼투압의 감소, 나트륨의 정체, 림프계의 폐쇄, 혈관의 투과성 항진

세포손상

01 세포손상의 원인

- 산소결핍(oxygen deprivation) : 가장 흔한 원인은 죽상동맥경화증(atherosclerosis)이나 혈전에 의해 혈액공급이 줄어드는 허혈이며 심허파(폐)기능 부전에 의한 혈액의 산소포화도 저하, 빈혈, 일산화탄소 중독에 의한 산소결핍 등이다.
- 물리적 요인 : 기계적 외상이나 온도, 기압의 변동, 방사선 노출, 감전 등
- 화학물질 : 생리적 농도를 벗어난 화합물의 투여, 투여약물 및 환경오염 물질
- 감염성 요인 : 생물학적 감염인자에 의한 손상.
- 면역이나 염증반응 : 세포가 면역이나 염증반응에 관여하는 세포, 화학적 매개물질 등과 접촉하여 일어나는 손상
- 유전장애 : 다운증후군(Down syndrome) 이나 크라인펠터증후군(Klinefelter's syndrome) 낫적혈구병(겸상세포빈혈증) 같은 DNA의 변이에 의한 손상
- 영양불균형 : 영양결핍 및 과다섭취에 의한 손상

02 세포손상의 기전

세포손상을 매개하는 세포내 생화학적 변화는 다음과 같다.
- 산소결핍 및 활성화된 산소종(radical : O_2, H_2O_2, OH)들의 생산
- 칼슘농도 증가 및 항상성 소실
- ATP 고갈
- 막투과성 장애
- 사립체(미토콘드리아)의 비가역적 손상

03 세포손상에 대한 반응

1) 위축(Atrophy)
- 세포질의 성분이 일부 소실되어 세포의 크기가 작아지는 현상.
- 적응반응의 한 형태로 상해성 자극으로부터 세포가 살아남을 수 있는 최소한의 크기를 유지하는 적응상태를 말한다.
- 위축된 세포는 기능은 감소하지만 죽은 상태는 아니다.
- 위축의 원인
 - 운동량의 감소
 - 신경자극의 차단
 - 혈액공급의 감소
 - 내분비기능 저하
 - 영양결핍
 - 노화
 - 만성염증
 - 압박

2) 위축의 종류
- 전신성 위축
 - 생리적 위축으로 유아의 가슴선(흉선), 폐경기 후의 자궁 및 난소의 위축, 노인성 근육의 위축 등이 있다.
- 압박위축(pressure atrophy)
 - 중등도의 압력이 지속적으로 국소조직이나 세포집단에 가해질 때 일어나며 혈관이나 림프관에 장애를 일으켜 영양공급이 차단되고 위축된다.
- 불사용위축(무위위축 disuse atrophy)
 - 장기나 조직의 기능이 정지되었을 때 일어나며 근육이 강한 운동을 중단하면 근위축을 일으킨다.
- 신경성 위축(neurogenic atrophy)
 - 뼈대근(골격근)을 지배하고 있는 신경에 이상이 있으면 일어나며 소아마비에 걸리면 신경마비로 근위축을 일으킨다.

3) 비대(Hypertrophy)
- 세포 하나하나의 크기가 증가하여 장기의 크기가 증가하는 것. 세포의 수가 증가하는 것은 아니다.

- 비대의 원인은 생리적 비대와 병적 비대로 구분할 수 있다.
  - 생리적 비대는 주로 내분비 자극으로 일어난다.
    ex) 에스트로겐에 의한 임신 중 자궁의 비대
  - 세포가 해야 할 일의 요구량 증가

4) 증식(Hyperplasia)

- 생리적 증식과 병적 증식으로 구분할 수 있다.
- 생리적 증식은 호르몬성 증식과 보상성 증식으로 구분 되는데, 호르몬성 증식의 예는 사춘기나 임신시 유방의 선상피가 증식하는 것이고 보상성 증식의 예는 간을 부 분적으로 절제하였을 때 남은 간 조직에서 세포분열이 일어나 간세포가 증식하는 경우이다.
- 증식은 창상 치유 시 결체조직에서도 일어나는 중요한 반응이며 성장인자의 자극으로 섬유모세포와 혈관이 증 식하여 수복을 돕는다.
- 세포분열에 의해 세포수가 증식하는 것으로 조직이나 장기도 커진다.

5) 화생(Metaplasia)

- 한 형태의 성숙한 세포에서 다른 형태의 성숙한 세포로 치환되는 것
- 세포에 자극이 계속될 때 세포는 자극에 더 잘 견디어 내는 다른 종류의 세포로 적응하는 대치를 의미한다.
- 만성자극에 반응하는 기관지상피, 자궁내 목(경)부 상피 등에서 생기는 편평화생에서 가장 잘 볼 수 있다.
- 흡연자의 경우 기도가 담배연기에 만성적으로 자극되면 기관지는 정상 원주상피에서 편평상피세포로 대치된다.

04 가역적 세포손상(변성)

1) 세포종창

수분과 이온이 손상된 세포막을 통해 세포질내로 들어와 서 정상보다 수분 및 이온의 양이 많아지므로 인해 세포 가 커져 있는 상태

2) 지방변화

- 지방성분이 없는 세포내에 지방소적이 축적되는 것으로 지방대사의 장애로 인해 형성되며 흔히 세포종창이 선 행되기도 한다.

- 지방변화는 간, 콩팥(신장), 심장 등에서 흔히 관찰되며 특히 지방변성을 가장 잘 일으키는 부위는 간이다.

05 비가역성 세포손상(괴사)

괴사는 단백변성과 효소성 소화 중 어느 것이 우세한가에 따라 형태를 달리한다. 단백변성이 우세하면 응고괴사가 일어나고, 효소성 소화가 우세하면 세포구조가 점진적으로 파괴되어 액화괴사로 이어진다.

1) 응고괴사(coagulative necrosis)

- 혈액공급이 차단되어 가장 잘 발생되며 핵은 없어지고 세포내 단백의 응고로 인해 발생된다.
- 구조 단백뿐 아니라 효소 단백까지도 변성되어 효소에 의한 분해가 진행되지 않아 발생한다.
- 적어도 수일간 세포의 기본 윤곽이 보존되어 조직의 구 조를 인식할 수 있다.
- 뇌를 제외한 모든 조직에서 볼 수 있으며 심장, 콩팥(신 장), 부신 등의 기관에 빈혈성 경색이 일어나는 경우에 잘 관찰된다.
- 심근경색이 좋은 예이다.

2) 액화괴사(liquefactive necrosis)

- 자가융해나 이종융해에 의해 일어나며 백혈구를 강하게 유인하는 세균감염에서 흔히 볼 수 있다.
- 강한 가수분해효소의 작용으로 일어나는 세균성 병소에 서 흔히 관찰된다.
- 뇌조직이 허혈성 손상을 받을 때 볼 수 있고 뇌연화가 일어나며 뇌 조직은 낭 구조로 변하여 내부에 액체와 세포조각으로 채워져서 정상구조는 완전히 소실된다.
- 뇌경색의 경우 백질에서 전형적으로 나타난다.

3) 효소성 지방괴사(enzymatic fat necrosis)

- 이자(췌장)의 활성화된 지질분해효소가 이자(췌장)실질 과 배안(복강)으로 흘러나와 이자(췌장)와 그 주위에 있 는 지방조직을 괴사시키는 급성이자염(췌장염)에서 볼 수 있다.
- 지방분해효소의 작용에 의한 지방조직이 괴사되며 급성 이자염(췌장염)에서 동반되는 현상이기도 하다.
- 유방조직의 외상에 의해서도 생길 수 있다.

4) 건락성 괴사(caseous necrosis)

- 육안적으로 괴사부위가 치즈모양을 보여 치즈양 괴사라고도 하며 응고괴사와 액화괴사를 합한 모양.
- 세포형태가 전혀 없으며 연하고 부숴지기 쉽다.
- 현미경상에는 무구조의 과립성 부스러기로 보이며 그 주위를 육아종성 염증세포가 둘러싸고 있다.
- 결핵균 감염 시 결핵 결절의 중앙에서 가장 잘 볼 수 있는 특징적인 소견이다.
- 치즈(건락)괴사가 가장 많이 나타나는 질환은 결핵증이다.

5) 괴저성 괴사(gangrenous necrosis)

- 괴저는 세포사의 특징적인 형태는 아니고 괴사의 한 합병증이라 할 수 있다.
- 대부분은 팔, 다리에 혈액공급이 차단되어 허혈로 인한 괴사가 먼저 발생하고 2차적으로 세균감염이 생길 때 나타나는 것으로 응고괴사와 액화괴사가 혼합된 형태로 나타난다.
- 응고괴사가 주를 이루면 건성괴저(dry gangrene), 액화괴사가 주를 이루면 습성괴저(wet gangrene)가 된다.

6) 욕창(decubitus)

- 환자가 장기간 누워있을 때 뼈대(골격)에 압박되는 부위가 체중의 압력에 의해 혈액공급이 차단되어 괴사와 궤양을 동시에 일으키는 것으로 흔히 세균감염이 뒤따른다.

06 세포고사(Apoptosis)

세포는 자극의 강도와 지속시간, 변화의 속도, ATP 소실 정도에 따라 괴사를 일으키기도 하고 고사를 일으키기도 한다.

07 기타 변화

1) 세포내 축적(intracelluar accumulation)

- 세포내에 물질이 축적되는 기전은 다음과 같다.

- 정상적인 내부물질의 분비나 배설이 부적절한 경우
- 정상이나 비정상적인 내부 물질이 대사되지 못하여 축적되는 경우
- 비정상적인 외인성 물질이 침착되거나 축적되는 경우
- 세포가 손상을 받으면 때로 물질이 축적되기도 한다. 세포내에 축적되는 물질은 정상세포의 구성성분이지만 축적되는 양이 증가되는 경우로는 지질, 단백질, 탄수화물 등의 축적을 말하며 기타 지방변화 등을 그 예로 들 수 있다.
- 정상세포에는 존재하지 않는 물질이 침착될 수도 있는데 이들은 비정상적인 대사의 결과로 인해 생긴 물질로 다양한 축적증을 유발한다.

2) 석회화(calcification)

- 석회화는 세포나 조직내 또는 간질에 칼슘염이 침착하는 것으로 죽은 조직에 석회화가 되는 것을 이영양성 석회화(dystrophic calcification)라 하며 살아있는 조직에 칼슘염이 침착되는 것을 전이성 석회화(metastatic calcification)라 한다.
- 이영양성 석회화는 결핵병소나 심한 죽종(atheroma)성 동맥경화의 병소에 잘 형성되며 혈중 칼슘농도는 정상이다.

3) 유리질 변성(hyaline change)

- 세포내나 세포와 세포사이에 유리같이 견고한 반투명의 균일하고 무구조적이며 에오신(eosin)에 잘 염색되는 핑크색 물질이 축적되는 경우
- 유리질성 동맥경화증, 간장내 알코올성 유리질, 허파(폐)내 유리질막, 여러 세포내 유리질 점적 등이 있다.

4) 왈러변성(Wallerian degeneration)

말초신경의 절단부위에서 일어나는 축삭과 말이집(수초)의 퇴행성 변화

0001

괴사를 설명한 것으로 옳은 것은?

① 죽은 세포가 미이라화된 상태

② 세포의 항상성과 물질대사 변화

③ 생체 내에서의 세포나 조직의 사망

④ 세포의 혈액순환장애

⑤ 세포핵이 농축된 상태

✣ 문헌 이한기 외, 병리학, 수문사, 2005, p.135

0001

• 괴사는 세포가 항상성을 유지할 수 있는 정도를 넘는 심한 손상을 입었을 때 초래된다.

0002

개체 사후의 징후로 옳은 것은?

┃보기┃

| 가. 냉각 | 나. 시반 | 다. 사체경직 | 라. 부패 |

① 가, 나, 다   ② 가, 다   ③ 나, 라   ④ 라   ⑤ 가, 나, 다, 라

✣ 문헌 이한기 외, 병리학, 수문사, 2005, p.138

0002

• 사체의 아래쪽 부위에 혈액이 모임으로써 암적색 반점이 발생하는 것을 시반이라고 한다.

0003

지방변성을 설명한 것으로 옳은 것은?

┃보기┃

가. 지방산, 포도당 등의 과다섭취로 발생한다.
나. 호발장기는 간, 심장, 신장 등이다.
다. 지방이 글리세린으로 변한 상태이다.
라. 육안으로는 황색, 침범된 장기는 황반이나 점을 나타낸다.

① 가, 나, 다   ② 가, 다   ③ 나, 라   ④ 라   ⑤ 가, 나, 다, 라

✣ 문헌 이한기 외, 병리학, 수문사, 2005, p.145

0003

• 전자현미경상으로는 지방소적은 세포기질의 막에 싸이지 않고 그대로 유리되어 있다.

0004

세포기질의 상실로 인하여 기관의 필수조직이 감소하거나 세포의 크기가 감소하는 상태로 옳은 것은?

① 변성   ② 위축   ③ 용해   ④ 상해   ⑤ 화생

✣ 문헌 이한기 외, 병리학, 수문사, 2005, p.150

0004

• 위축의 원인은 영양장애, 기능의 저하, 신경지배의 장애, 내분비선의 장애, 혈액공급의 감소, 노령화 등이다.

해설

0005
- 스트레스에 민감한 세포가 이를 견딜 수 있는 다른 형으로 대치되는 것은 적응성 화생이다.

0006
- 호중구의 식작용 후에는 농이 형성된다.

0007
- 혈관이 이완되고 모세혈관이 충혈되면 홍조와 열을 초래한다.

0008
- 심근세포손상 시 심장에서 유리되는 심장효소는 크레아틴키나아제(creatine kinase), 락트산탈수소효소(lactic dehydrogenase), 미오글로빈(myoglobin), 트로포닌(troponin) 등이다.

0005

다음과 같은 특징을 나타내는 세포의 변화로 옳은 것은?

보기
- 한 형의 분화된 조직에서 다른 조직으로 변하는 것.
- 스트레스에 민감한 세포가 이를 견딜 수 있는 다른 형으로 대치된다.
- 기관지의 섬모상피세포가 자극에 의해 편평상피세포로 변한다.

① 변성   ② 위축   ③ 용해   ④ 상해   ⑤ 화생

✛ 문헌 이한기 외, 병리학, 수문사, 2005, p.152

0006

조직손상 시 세포반응의 순서이다. 올바른 것은?

보기
가. 호중구와 단핵구 자극   나. 호중구 혈구유출
다. 호중구 주화성   라. 호중구에 의한 식작용

① 가→나→다→라   ② 가→나→라→다   ③ 가→다→라→나
④ 나→다→라→가   ⑤ 다→라→가→나

✛ 문헌 박희진 외, 알기쉬운 병리학, 메디컬코리아, 2007, p.68

0007

조직손상 시 혈관반응의 순서이다. 올바른 것은?

보기
가. 혈관이완   나. 백혈구의 조직누출로 부종
다. 부종에 의한 압박으로 통증   라. 기능소실

① 가→나→다→라   ② 가→나→라→다   ③ 가→다→라→나
④ 나→다→라→가   ⑤ 다→라→가→나

✛ 문헌 박희진 외, 알기쉬운 병리학, 메디컬코리아, 2007, p.68

0008

심근세포손상 시 심장에서 유리되는 효소이다. ( )안의 효소명으로 옳은 것은?

보기
심근경색 후 괴사한 심근으로부터 혈액으로 유리되는 혈청효소는 ( )이다.

① 지질분해효소(lipase)   ② 크레아틴키나아제(creatine kinase)
③ 포스포라이페이스(phospholipase)   ④ 아세틸기전이효소(acetyltransferase)
⑤ 인산분해효소(phosphatase)

✛ 문헌 Harrison's 내과학 편찬위원회, 내과학, 정답, 1997, p.1146

0009

면역 조절 화합물인 세포간 전령 단백질군으로 옳은 것은?

① 사이토카인(cytokine)　　② 시토크롬(cytochrome)B　　③ 시토크롬(cytochrome) C

④ 단백질키나아제(protein kinase)　　　　⑤ 단백분해효소

✛ 문헌 Harrison's 내과학 편찬위원회, 내과학, 정담, 1997, p.1992

0010

다음과 같은 특징을 갖는 비가역적인 세포손상으로 옳은 것은?

▶ 보기 ◀
- 강한 가수분해 효소의 작용으로 일어나는 세균성 병소에서 잘 발생한다.
- 뇌조직이 허혈성 손상을 받을 때 볼 수 있다.
- 뇌경색의 경우 백질에서 전형적으로 나타난다.

① 응고괴사　　② 액화괴사　　③ 지방괴사　　④ 건락성괴사　　⑤ 괴저성괴사

✛ 문헌 김본원 외, 알기쉬운 병리학, 현문사, 2006, p.41

0011

세포에 자극이 계속될 때 자극에 더 잘 견디어 내는 다른 종류의 세포로 변하는 현상으로 옳은 것은?

① 위축　　② 비대　　③ 증식　　④ 화생　　⑤ 괴사

✛ 문헌 박희진 외, EMT기초의학, 2005, p.496

0012

어린이에게서 흔한 불완전골절로 옳은 것은?

① 압박골절　② 감입골절　③ 약목골절　④ 건열골절　⑤ 종선골절

✛ 문헌 박희진 외, 알기쉬운 병리학, 메디컬코리아, 2007, p.321

0013
• 안면부의 편측마비를 일으킨다.

0013

벨마비(Bell's palsy)를 일으키는 뇌신경으로 옳은 것은?

① 활차신경(제4뇌신경)   ② 삼차신경(제5뇌신경)   ③ 외전신경(제6뇌신경)

④ 안면신경(제7뇌신경)   ⑤ 내이신경(제8뇌신경)

✛ 문헌 박희진 외, 알기쉬운 병리학, 메디컬코리아, 2007, p.349

0014
• 파킨슨 질환은 느리게 진행되는 뇌의 퇴행성 질환이다.

0014

파킨슨(Parkinson) 질환의 증상으로 옳은 것은?

┌ 보기 ─────────────────────────────────────
│ 가. 손의 강직과 비가동성   나. 한 곳을 응시하며 드물게 눈을 깜박거림
│ 다. 구부정한 자세   라. 짧고 빠르게 달리는 듯한 걸음
└───

① 가, 나, 다   ② 가, 다   ③ 나, 라   ④ 라   ⑤ 가, 나, 다, 라

✛ 문헌 박희진 외, 알기쉬운 병리학, 메디컬코리아, 2007, p.359

염증과 수복

01 염증(Inflammation)

1) 급성염증(Acute inflammation)

급성염증의 발생 시 혈관에서 볼 수 있는 변화과정 : 정상세동맥 → 손상 → 세동맥의 일시적인 수축 → 혈관 확장 → 혈관 투과성 증가 → 백혈구 연변추향 → 내피세포에 유착 → 백혈구 유주 → 화학주성(양성주화작용)

2) 급성염증에서의 화학적 매개체(Chemical mediators in acute inflammation)

- 혈관 아민류 : 히스타민과 세로토닌으로 히스타민은 세동맥 확장과 세정맥의 투과성을 증가시키고, 세로토닌은 혈소판과 장크롬친화성 세포에 들어 있다.
- 혈장 단백분해효소
  - 보체계 : 미생물의 침입에 대한 면역반응으로 세포막 공격 복합체인 C5-9를 만들어 미생물을 용해시키고, 보체계 산물은 혈관변화, 백혈구의 유착, 탐식작용 등의 역할을 한다.
  - 키닌계 : Hageman factor(=factor 12, 제12인자)에 의해 활성화되며 최종적으로 혈관 활성 물질인 브라디키닌을 만든다. 브라디키닌은 혈관투과성을 항진시키며 민무늬근(평활근)의 수축, 혈관확장, 동통을 유발한다.
  - 혈액응고계 : Hageman factor(=factor 12, 제12인자)에 의해 유발되는 혈장단백계로서 최종적으로 트롬빈에 의해 섬유소원이 섬유소로 바뀌는 것이다. 이 과정 중에 여러 섬유소 펩티드가 만들어지며 섬유소 펩티드들은 혈관투과성을 증가시키고 백혈구에 대한 화학주성 효과를 보인다.
- 아라키돈산 대사물 : 프로스타그란딘(prostaglandin) 및 류코트리엔(leukotriene)
- 리소솜 성분 : 중성구와 단백구의 리소솜 과립은 세포 밖으로 유리되어 염증반응에 관여한다.
- 산소에서 유래한 유리기 : 산소유래 자유라디칼은 중성구나 큰포식세포(대식세포)가 화학주성인자나 면역복합체에 노출되거나 탐식활동을 할 때 세포 밖으로 유리된다.
- 혈소판 활성인자
- 사이토카인과 케모카인

3) 염증의 분류

(1) 삼출액의 성상에 따른 분류

- 장액성 염증(serous inflammation)
  - 급성염증의 초기단계와 경미한 손상 시에 나타나고 단백농도가 낮으며 주로 점성이 낮은 액상성분을 삼출한다.
  - 조직내에서는 조직 간격에 장액이 삼출되어 염증성 부종을 일으킨다.
  - 몸통안(체강면)에 이러한 염증이 나타나면 가슴막공간(흉강), 심장막공간(심막강), 배안(복강), 관절강 등에 다량의 장액이 저류한다.
    ex) 화상, 바이러스 감염시의 피부물집
- 섬유소성 염증(fibrinous inflammation)
  - 다량의 섬유소원을 포함한 혈장성분이 삼출되므로 병소에 섬유질이 현저하고 다수의 호중구도 침윤한다.
  - 섬유소성 심막염에서는 호중구를 수반한 다량의 섬유소원 때문에 심장 표면에 털이 난 것처럼 보인다.
- 고름염증(화농성 염증 suppurative inflammation)
  - 많은 고름(농)이나 화농성 삼출물 생성이 특징이다.
  - 급성 막창자꼬리염(충수돌기염)은 막창자꼬리(충수돌기) 벽에 국소적 다형핵 백혈구가 집단적으로 침윤한다.
  - 삼출물에 호중구가 다량 함유되어 있다.
- 출혈성 염증(hemorrhagic inflammation)
  - 혈관이 심한 손상으로 파열되어 발생하는 것으로 대부분 섬유소성 염증과 고름염증(화농성 염증)이 함께 일어난다.

(2) 발생부위에 따른 분류
- 점액성염증(카타르성 염증 catarrhal inflammation)
  - 점막에 염증이 생겨 많은 점액을 분비하게 되는 경우이며 점막의 염증에는 삼출물속에 점 액이나 탈락상피가 섞이게 되는데 이러한 염증을 카타르성 염증이라고도 한다(예 : 알레르기성 코염, 감기 등).
- 거짓막염증(위막성 염증 pseudomembranous inflammation)
  - 점막에 섬유소성 염증이 일어나면 섬유소와 호중구, 괴사물, 감염균 등으로 된 회백색막 모양의 물질이 점막에 부착된다.
  - 막 구조속에 생존하는 세포나 조직이 없으므로 거짓막염증(위막성 염증)이라고 한다.
  - 소화관이나 기관점막에서 가끔 나타난다.
- 궤양(ulcer)
  - 조직의 표면이 국소적으로 결손되어 정상적인 연속성이 없어진 것을 말하며 염증으로 인해 괴사된 조직이 탈락되어 발생한다.
  - 위궤양, 샘창자(십이지장)궤양 등이 전형적인 예이며 입안(구강)점막, 식도, 큰창자(대장), 피부 등에서는 염증성 괴사로 인한 궤양이 잘 형성되고 노인에서는 혈액순환 장애로 인한 광범위한 피부궤양이 형성되기도 한다.
  - 급성기에는 궤양 주위 조직에 호중구가 많이 침윤되고 작은 혈관의 확장이 나타나지만 만성궤양에서는 궤양의 주변부나 밑바닥에 섬유모세포 증식이 나타나고 림프구, 대식구 및 형질세포가 많이 출현한다.
- 고름(농양 abscess)
  - 화농성 염증이 좋은 예로서 고름이 국소적으로 모여 있는 것을 말한다.
  - 시일이 지나면 주변에 결합조직성 피막이 형성된다.
  - 고름(농양)은 결합조직염과는 반대로 개체의 방어력이 균의 공격력보다 강할 때 보이며 고름형성균(화농균)에 의한 피해를 일정한 국소에 제한시킨 상태라고 할 수 있다.

(3) 경과에 따른 분류
- 급성염증(acute inflammation)
  - 손상인자에 대하여 즉시, 조기에 반응하는 생체반응으로 혈관 내경의 변화와 혈류량의 증가, 미세혈관의 구조변화와 혈장단백 및 백혈구 삼출, 삼출된 백혈구

의 이동 및 손상 국소에서의 백혈구 축적 등이 급성 염증을 구성하는 중요한 요소이다.
  - 염증반응이 갑자기 시작되어 수일 내지 수주간 지속된다.
  - 전신 증상으로는 발열, 식욕감퇴, 쇠약감 등이 나타나며 국소 증상은 발열과 발적, 부종, 동통 및 기능상실이 특징이고 현미경적 소견으로는 혈관성 변화와 삼출물 형성이 주 작용이다.
  - 발적과 발열은 염증 부위의 혈류가 증가하기 때문이며 백혈구가 혈관 밖으로 이주하는 데 도움을 준다.
  - 염증세포는 호중구와 거대세포가 증가하고 약간의 림프구도 관여한다.
- 만성염증(chronic inflammation)
  - 특징적 소견은 큰포식세포(대식세포), 림프구 및 형질세포 등의 단백구 침윤, 조직파괴, 혈관 신생과 섬유화 등이다.
  - 발생원인은 지속적 감염상태, 독성 물질에의 지속적 노출, 자가면역에 의한 염증 등이다.
  - 급성염증에서 이행되거나 만성으로 시작되고 염증지속 기간은 보통 4주 이상 장기화된다.
  - 조직학적 변화는 모세혈관 증식, 섬유화를 볼 수 있다.

4) 염증의 원인
- 병원미생물에 의한 감염
- 출혈을 일으키는 물리적 자극
- 화학적손상, 기계적손상, 방사선손상 및 열상
- 과민반응을 일으키는 면역학적 반응

5) 염증에 의한 증상

(1) 국소증상
급성염증의 5대 증후 : 발적(redness), 발열(heat), 종창(swelling), 동통(pain), 기능상실(loss of function)

(2) 전신증상
- 발열(fever)
- 백혈구 증가 및 적혈구 침강속도 증가
- 피로(fatigue)와 졸림
- 근육통 및 쇠약(weakness)
- 식욕감퇴(loss of appetite)

(3) 염증성 설사의 양상
- 발열(fever)과 복통
- 대변내 혈액과 백혈구 검출

6) 코티졸(cortisol)의 항염증 효과
- 모세혈관의 투과성 감소
- 손상부위의 식균작용 감소
- 면역체계의 억제
- 발열 억제

02 치유 및 수복(Healing and repair)

1) 창상치유(Wound healing)

(1) 과정
- 첫째 : 손상에 의한 급성염증 반응의 유발
- 둘째 : 실질세포의 증식
- 셋째 : 실질세포와 결체조직세포의 이동 및 증식
- 넷째 : 세포외 바탕질(기질)의 합성
- 다섯째 : 조직 기능을 회복하기 위한 실질성분의 개형
- 여섯째 : 창상 강도에 도달하기 위한 결체조직의 개형

(2) 1차 유합(1차 융합 primary union)
- 수술칼에 의한 피부절개와 같은 창상의 경우로 봉합한 외과적 절개가 치유되는 과정이다.
- 조직손상이 적고 감염이 없으며 봉합에 의해 창상면이 밀착되기 때문에 육아조직 형성이 적다.
- 1차 융합으로 치유된 흔적은 창백하고 육안적으로 반흔이 거의 없거나 아주 적다.
- 제1~2일
  - 절개 가장자리에 중성구가 침윤하여 섬유소 응괴 쪽으로 이동하며 손상 받은 조직을 제거한다.
  - 상피 절개면 가장자리에 있는 기저세포가 분열하여 진피를 따라 이동하고 기저막 성분이 축적된다.
  - 상피세포는 얇지만 연속된 상피층을 만든다.
- 제3일
  - 중성구는 대부분 큰포식세포(대식세포)로 대치되고 육아조직은 점차 절개 공간을 채워나간다.
  - 절개 가장자리에 교원섬유가 만들어지나 수직으로 배

열되어 있으므로 아직 절개면을 연결시키지는 못한다.
  - 상피세포는 계속 증식하여 두터운 표피층을 만든다.
- 제5일
  - 육아조직이 절개 공간을 채우고 신생혈관이 많이 발달 한다.
  - 교원섬유는 더 풍부해져 절개면을 연결한다.
  - 표피층은 정상두께로 회복되고 표면 상피세포는 분화하여 각질화한 표면을 가진 성숙된 상피구조를 보인다.
- 제2주일
  - 교원섬유의 축적과 섬유모세포의 증식이 계속되고 백혈구의 침윤, 부종 및 혈관은 점점 감소한다.
  - 절개 반흔에는 교원섬유의 축적이 많아지고 혈관은 쇠퇴한다.
- 1개월
  - 반흔의 대부분은 염증세포가 없는 세포성 결합조직으로 구성되고 거의 정상 상피세포로 덮인다.
  - 창상의 긴장강도는 시간이 지나면서 증가한다.

(3) 2차 유합(2차 융합 secondary union)
- 봉합되지 않았거나 감염된 상처, 궤양, 창상부가 크고 결손이 많은 창상에서 일어난다.
- 다량의 육아조직이 형성되어 창상부위를 채우고 반흔은 크게 남으며 피부 부속기관인 피지샘, 땀샘(한선), 털집(모낭) 등이 상실된다.
- 1차 치유와 다른 점
  - 조직 결손 부위에는 제거되어야 할 괴사산물, 삼출물 및 섬유소가 많이 존재하므로 염증반응이 더 심하고 2차 염증에 의한 손상이 일어날 가능이 크다.
  - 조직 결손이 크기 때문에 많은 양의 육아조직이 만들어진다.
  - 창상수축 현상이 나타난다.

2) 창상치유에 나쁜 영향을 미치는 인자

(1) 전신적 인자
- 연령 : 소아나 청년의 경우 창상치유는 빠르게 진행되지만 노인에서는 창상 치유가 느리다.
- 영양상태 : 단백질, 비타민 C 및 아연의 결핍상태에서는 창상의 치유가 늦어진다.
- 혈액질환 : 백혈구수나 기능이 감소되어 있거나 출혈성

질환이 있는 경우는 창상치유가 늦어진다.

- 당뇨병 : 호중구 주화성이나 탐식능을 저하시켜 감염에 대한 감수성을 높여서 창상치유가 지연된다.
- 스테로이드 투여 : 과량복용시 창상치유가 늦어진다.

⑵ 국소인자

- 감염 : 창상이 감염되면 치유는 현저히 늦어지고 감염이 치료되지 않으면 창상의 치유는 거의 불가능하다.
- 혈액공급 불량 : 동맥혈의 공급과 정맥혈의 순환이 장애를 받는 경우 창상 치유가 늦어진다.
- 이물질 : 창상에 이물질이 존재하는 경우 감염이 잘 형성되며 아무리 깨끗한 이물질이라도 창상내에 존재하면 치유가 지연된다.
- 손상 받은 조직의 종류에 따라 : 불안정세포, 안정세포, 영구세포의 순으로 치유된다.

3) 재생(Regeneration)

- 손상된 조직이 동일한 세포에 의해 대치되는 것을 말하며 이때는 손상된 흔적이 없이 정상기능을 회복하게 된다.
- 인체의 세포들은 재생능력에 따라 불안정세포, 안정세포, 영구세포로 구분된다.

⑴ 불안정세포(labile cell)

일생 동안 증식함으로써 탈락 또는 사멸된 세포를 채워주는 세포들이다.

ex) 피부, 입안(구강), 질, 자궁목(경)부 등의 외피를 덮고 있는 편평상피, 위장관을 덮고 있는 원주상피, 비뇨

기계를 덮고 있는 이행상피세포들과 혈액내의 세포성분, 지라(비장) 및 림프조직 등을 구성하는 세포

⑵ 안정세포(stable cell)

정상에서는 분열하지 않지만 자극을 받으면 신속하게 분열하여 손상된 조직을 정상으로 회복시키는 기능을 갖고 있는 세포이다.

ex) 간장, 콩팥(신장), 이자(췌장)의 실질세포들과 간엽조직에서 기원한 간엽성 세포

⑶ 영구세포(permanent cell)

- 한번 손상을 받으면 영원히 재생할 수 없는 세포로서 신경세포, 뼈대근(골격근)세포, 심근세포들이 있다.
- 결손된 영구세포는 섬유조직이나 교세포 같은 지주조직의 증식으로 수복되므로 반흔을 남기게 된다.

03 화생(Metaplasia)

- 어떤 조직세포가 다른 형의 조직세포로 바뀌는 현상으로 재생의 한 형태이다.
- 상피세포의 화생 중 가장 보편적으로 볼 수 있는 것은 섬모상피와 원주상피가 중층편평상피에 치환되는 편평상피화생이다.
- 흡연자에서는 섬모상피가 편평상피로 되고 여기서 편평상피암이 발생한다.
- 간엽계 조직에서 나타나는 화생으로는 섬유모세포에서 골세포와 지방세포로 바뀌는 현상이 있다.

0001

염증의 증상으로 옳은 것은?

> **보기**
>
> | 가. 동통 | 나. 발열 | 다. 종창 | 라. 기능장애 |

① 가, 나, 다   ② 가, 다   ③ 나, 라   ④ 라   ⑤ 가, 나, 다, 라

✚ **문헌** 이한기 외, 병리학, 수문사, 2005, p.19

0002

피부가 외상을 받아 반응을 나타내는 과정이다. A, B, C, D에 해당하는 증상으로 옳은 것은?

> **보기**
>
> • 신경성에 의한 (A) → 유리된 히스타민으로 인하여 소정맥 및 모세혈관이 확장되어 (B) → 축삭반사로 소동맥이 확장되어 (C) → 혈관투과성 증가로 (D)

	①	②	③	④	⑤
A	발적	창백	종대	조홍	종대
B	창백	발적	조홍	발적	발적
C	종대	조홍	발적	종대	조홍
D	조홍	종대	창백	창백	창백

✚ **문헌** 이한기 외, 병리학, 수문사, 2005, p.20

0003

염증 시 혈관의 변화로 옳은 것은?

> **보기**
>
> | 가. 세동맥의 일시적 수축 | 나. 혈관 확장 |
> | 다. 혈류속도의 감소 | 라. 혈관 충혈 |

① 가, 나, 다   ② 가, 다   ③ 나, 라   ④ 라   ⑤ 가, 나, 다, 라

✚ **문헌** 이한기 외, 병리학, 수문사, 2005, p.22

0004

염증조직에서 세포외의 액체가 증가하는 상태는?

① 백혈구 침윤   ② 충혈   ③ 동통   ④ 삼출   ⑤ 팽진

✚ **문헌** 이한기 외, 병리학, 수문사, 2005, p.22

해설

0001
• 셀서스(Celsus)가 밝힌 염증의 4대 징후는 발적(조홍), 동통(통증), 발열(열감), 종창이며, 갈레노스(Galenos)는 기능장애를 추가하였다.

0002
• 처음 나타나는 창백은 신경성이며, 발적은 유리된 히스타민으로 인하여 소정맥 및 모세혈관이 확장되어 생기고, 조홍은 축삭반사로 소동맥이 확장되어 나타나며, 종대는 혈관투과성 증가로 삼출이 일어나는 데 기인한다.

0003
• 세동맥의 일시적 수축 : 약한 경우에는 3~5초 내에 소실되지만 심한 경우에는 수분 간 진행된다.
• 혈관 확장 : 세동맥에 이어 모세혈관, 소정맥에 일어남으로 혈류가 빨라지고 혈류의 증가가 일어나서 그 부위에 열과 조홍을 일으킨다.
• 혈류속도의 감소 : 급성염증의 초기에는 확장된 세동맥, 모세혈관, 소정맥을 통하는 혈류의 속도가 대단히 빨라지는데 이것이 수 시간 계속되면, 혈류속도가 지연된다.

0004
• 염증이 있을 때는 림프관을 통한 조직액의 환류도 증가하므로 결국 혈관에서 유출되는 삼출액의 양도 많아진다.

정답   1.⑤   2.②   3.①   4.④

해설

0005

• 점액선을 함유하고 있는 조직, 즉 점막에 염증이 생겨 많은 점액을 분비하게 되는 경우.

0005

삼출액의 특성이 다음과 같은 염증은?

| 보기 |

• 삼출물 속에 탈락상피가 섞인다.
• 알레르기성 비염에서 흔히 볼 수 있다.

① 점액성 염증　　　　　② 출혈성 염증　　　　　③ 위막성 염증

④ 화농성 염증　　　　　⑤ 장액성 염증

✛ 문헌 이한기 외, 병리학, 수문사, 2005, p.32

0006

• 대식세포의 작용 : 교원섬유를 용해하는 효소를 유리, 창상치유를 돕는 성장 촉진인자 유리, 리소솜(lysosome)과 인터페론 분비, 화학주성 및 투과성 인자 유리, 탐식 및 소화작용, 프로스타글란딘 유리 등의 작용 등이 있다.

0006

염증반응에 관여하는 대식세포의 작용으로 옳은 것은?

| 보기 |

가. 교원섬유를 용해하는 효소를 유리　　　나. 창상치유를 돕는 성장 촉진인자 유리
다. 인터페론 분비　　　　　　　　　　　　라. 화학주성 및 투과성 인자 유리

① 가, 나, 다　　② 가, 다　　③ 나, 라　　④ 라　　⑤ 가, 나, 다, 라

✛ 문헌 이한기 외, 병리학, 수문사, 2005, p.34

0007

• 만성염증의 조직학적 변화는 장소, 원인과는 상관없이 비교적 일정한 변화를 볼 수 있다.

0007

만성염증에서 볼 수 있는 조직학적 변화로 옳은 것은?

| 보기 |

가. 단핵세포의 침윤　　　　　　나. 섬유아세포의 증식
다. 조직의 파괴　　　　　　　　라. 섬유화

① 가, 나, 다　　② 가, 다　　③ 나, 라　　④ 라　　⑤ 가, 나, 다, 라

✛ 문헌 이한기 외, 병리학, 수문사, 2005, p.35

0008

• 세로토닌은 투과성을 증가시키고, 브리디키닌은 동통에 관여한다.

0008

염증 시 열이 발생하는데 관여하는 물질로 옳은 것은?

| 보기 |

가. 내인성 발열인자　　　　　　나. 브라디키닌(bradykinin)
다. 프로스타글란딘(prostaglandin)　　라. 세로토닌(serotonin)

① 가, 나, 다　　② 가, 다　　③ 나, 라　　④ 라　　⑤ 가, 나, 다, 라

✛ 문헌 이한기 외, 병리학, 수문사, 2005, p.39

0009

염증 시 인체에 나타나는 발열기전을 서술한 것이다. A, B, C의 내용으로 옳은 것은?

보기

> 사람의 발열기전은 염증에 대하여 대식세포가 반응하여 발열물질을 유리하면 체온조절 중추인 (A)에 작용한다. 그것이 직접 또는 (B)분비에 의해 혈관 (C)을 일으키고, 열발산이 방지되어 체온이 오르게 된다.

	①	②	③	④	⑤
A	중뇌	시상하부	연수	시상하부	연수
B	브라디키닌	히스타민	브라디키닌	프로스타글란딘	프로스타글란딘
C	이완	수축	이완	수축	이완

✢ 문헌 이한기 외, 병리학, 수문사, 2005, p.39

0010

창상의 2차 융합에서 볼 수 있는 조직의 특징으로 옳은 것은?

보기

> 가. 결손이 크다.　　　　나. 큰 반흔이 형성된다.
> 다. 치유가 오래 걸린다.　　라. 육아조직이 거의 없다.

① 가, 나, 다　② 가, 다　③ 나, 라　④ 라　⑤ 가, 나, 다, 라

✢ 문헌 이한기 외, 병리학, 수문사, 2005, p.42

0011

염증에 관한 설명으로 옳은 것은?

① 조직외상에 대한 특이적 세포적반응이다.　② 괴사조직에서도 일어난다.
③ 죽은 조직에서도 일어난다.　④ 혈액공급을 받는 조직에서만 일어난다.
⑤ B림프구와 T림프구가 관여한다.

✢ 문헌 박희진 외, 알기쉬운 병리학, 메디컬코리아, 2007, p.66

0012

류마티스성 관절염의 설명으로 옳은 것은?

① 자가면역기전의 장애에 의한다.　② 퇴행성 과정이다.
③ 스포츠 외상 등도 한 원인이다.　④ 자주 사용하는 관절에서 빈발한다.
⑤ 뼈돌기가 새로 발생한다.

✢ 문헌 박희진 외, 알기쉬운 병리학, 메디컬코리아, 2007, p.316

0009
• 사람의 발열기전은 염증에 대하여 대식세포가 반응하여 발열물질을 유리하면 체온조절 중추인 시상하부에 작용한다. 그것이 직접 또는 프로스타글란딘 분비에 의해 혈관수축을 일으키고, 열발산이 방지되어 체온이 오르게 된다.

0010
• 창상의 1차 융합은 감염이 없는 수술 창 및 곧 봉합된 깨끗한 상처에서 일어날 수 있는데 이때는 아주 소량의 육아조직이 생기고 그 자국도 작다.

0011
• 조직에서 염증의 흔적은 개체가 살아 있는 동안 손상이 일어났다는 것이며, 염증의 흔적이 발견되지 않는다면 손상이 일어났을 때 이미 사망했다는 증거이다.

0012
• 골관절염과 류마티스성 관절염이 크게 다른 점은 손관절에서 알 수 있다.
－골관절염 : 손관절(주로 손가락뼈사이관절)에 영향을 끼쳐 붓거나 통증을 유발한다.
－류마티스성 관절염 : 손의 모든 관절에 영향을 미치고 중수지관절의 변형과 손상이 눈에 띈다.

0013

• 염좌의 치료는 RICE(rest, ice, compression, elevation)가 효과적이다.

0013

염좌의 치료로 효과적인 것은?

┃보기┃

가. 휴식   나. 냉찜질   다. 압박   라. 거상

① 가, 나, 다   ② 가, 다   ③ 나, 라   ④ 라   ⑤ 가, 나, 다, 라

✛ 문헌 박희진 외, 알기쉬운 병리학, 메디컬코리아, 2007, p.326

0014

• 결막염은 바람, 햇빛, 열, 냉기 등에 과도하게 노출되었을 때 생길 수 있고, 안검은 붉고 붓는다.

0014

다음과 같은 특징을 나타내는 눈의 질환으로 옳은 것은?

┃보기┃

• 눈꺼풀 안쪽의 분홍색 막에 나타난 염증이다.
• 학령기 아동들에게서 잘 유행한다.

① 결막염   ② 눈꺼풀염   ③ 각막염   ④ 다래끼(맥립종)   ⑤ 백내장

✛ 문헌 박희진 외, 알기쉬운 병리학, 메디컬코리아, 2007, p.370

0015

• 만성염증의 특징 : 대식세포, 림프구, 혈장세포를 포함한 단핵구의 침윤, 조직파괴 그리고 혈관신생과 섬유화를 포함한 재생이다.

0015

만성염증의 조직학적 변화로 옳은 것은?

┃보기┃

가. 섬유화   나. 조직 활성화   다. 모세혈관 증식   라. 상피조직 증가

① 가, 나, 다   ② 가, 다   ③ 나, 라   ④ 라   ⑤ 가, 나, 다, 라

✛ 문헌 김본원 외 알기쉬운 병리학, 현문사, 2006, p.57

0016

• 염증성 설사의 특징으로 대개 발열, 복부 압통, 대변 내 혈액 또는 백혈구의 존재, 장점막 생검시 염증성 병변을 보인다.

0016

염증성 설사의 증상으로 옳은 것은?

┃보기┃

가. 발열   나. 복통   다. 혈변   라. 구토

① 가, 나, 다   ② 가, 다   ③ 나, 라   ④ 라   ⑤ 가, 나, 다, 라

✛ 문헌 Harrison's 내과학, 정담, 1997, p.235

0017

백혈구가 화학주성 인자에 의해 염증이 있는 곳으로 이동하는 작용으로 옳은 것은?

① 양성 굴화작용   ② 음성 굴화작용   ③ 양성 주화작용

④ 음성 주화작용   ⑤ 식작용

    ✤ 문헌 박희진 외, EMT기초의학, 2005, p.488

0018

염증의 국소적인 징후로 볼 수 없는 것은?

① 발적   ② 발열   ③ 종창   ④ 기능상실   ⑤ 쇠약

    ✤ 문헌 김본원 외, 알기쉬운 병리학, 현문사, 2006, p.47

0019

18세 남학생이 감기와 알레르기성 비염으로 비강상피세포가 섞인 콧물을 흐르고 있다. 이 학생에게서 나타나는 염증의 종류로 옳은 것은?

① 화농성 염증   ② 카타르성 염증   ③ 섬유소성 염증

④ 장액성 염증   ⑤ 출혈성 염증

    ✤ 문헌 김본원 외, 알기쉬운 병리학, 현문사, 2006, p.65

0020

급성염증 발생 시 혈관에서 볼 수있는 변화과정을 나열한 것이다. A와 B에 들어갈 수 있는 변화과정으로 옳은 것은?

┌ 보기 ┐
세동맥의 순간적인 수축 → [A] → 혈관투과성 증가 → [B]→ 백혈구 혈관 유출 → 염증세포 모임

	A	B
①	혈관확장	백혈구 연변 추향
②	혈관확장	국소 혈류 정체
③	혈관수축	국소 혈류 속도 저하
④	혈관수축	국소 혈류 정체
⑤	국소 혈류 정체	혈관수축

    ✤ 문헌 박희진 외, EMT기초의학, 2005, p.488

해설

17
• 동물체가 화학물질을 향해 이동하는 현상은 양성주화작용이며 식물체가 이동하는 현상은 양성굴화성이라고 한다.

18
• 로마의 셀서스(Celsus)는 염증부위의 육안적 관찰을 통해 발적, 종창, 발열, 통증의 4가지를 염증의 본태로 기술하였다.

19
• 카타르성 염증은 점막표층에 일어나는 대체로 가벼운 염증으로 점액상피로부터 장액이나 점액의 분비가 현저히 항진된다.

20
• 급성염증 시 혈관의 변화과정
정상세동맥 → 손상 → 세동맥의 일시적인 수축 → 혈관확장 → 혈관투과성 증가 → 백혈구 연변추향 → 내피세포에 유착 → 백혈구 유주 → 화학주성

해설

0021

• 창상치유의 과정 :
손상에 의한 염증반응 유발 → 실질세포
의 증식 → 실질세포와 결체조직 세포의
이동과 증식 → 세포외 기질의 합성 → 조
직기능 회복을 위한 실질성분 개형 → 창
상 강도에 도달하기 위한 조직의 개형

0021

창상치유의 반응과정이다. (   )안의 과정으로 옳은 것은?
┃보기┃

손상에 의한 염증반응 유발 → 실질세포의 증식 → 실질세포와 결체조직 세포의 이동과
증식 → (   ) → 조직기능 회복을 위한 실질성분 개형

① 육아조직의 재생　　　　　　　　　② 표피층의 합성

③ 창상 강도에 도달하기 위한 조직의 개형

④ 창상 수축　　　　　　　　　⑤ 세포외 기질의 합성

✢ 문헌　박희진 외, EMT기초의학, 현문사, 2010, p.498

0022

• 혈장 성분이나 장막 중피세포의 분비물
인 수분이 많은 저단백성 삼출물을 특징
으로 한다.

0022

다음과 같은 성상을 나타내는 염증으로 옳은 것은?
┃보기┃

• 저단백성 삼출물을 함유
• 염증의 급성기나 경한 손상 때 볼 수 있다.
• 피부나 입술의 물집에서 볼 수 있다
• 결핵성 늑막염 때 볼 수 있고 염증반응이 멈추면 쉽게 재흡수된다

① 장액성 염증　　　　　② 화농성 염증　　　　　③ 섬유소성 염증

④ 점액성 염증　　　　　⑤ 출혈성 염증

✢ 문헌　전국응급구조과교수협의회, paramedic을 위한 병리학, 메디컬코리아, 2009, p.56

0023

• 염증은 생체조직이 외부로부터 자극을
받을 때 그 영향을 국소화하여 손상부
위를 정상으로 회복하여 유지하려는
생체의 정상적인 방어기전이며, 국소
적인 손상에 대한 혈관이 살아있는 조
직으로 발적, 종창, 발열, 통증, 국소의
기능상실 등의 징후를 보인다.

0023

다음과 같은 조직의 상태로 옳은 것은?
┃보기┃

• 생체조직이 외부로부터 자극을 받을 때 그 영향을 국소화하여 손상부위를 정상으로 회
복하여 유지하려는 생체의 정상적인 방어기전
• 발적, 종창, 발열, 통증, 국소의 기능상실 등의 징후

① 수복　　　② 염증　　　③ 신생　　　④ 알레르기　　　⑤ 화농

✢ 문헌　(사)한국응급구조학회, 현장응급처치학, 정담미디어, 2010, p.151

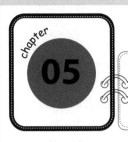

감염증

01 병원체의 종류 및 전파

- 질병을 유발하는 미생물은 세균, 진균, 클라미디아, 리케차, 바이러스 등과 원충류, 창자내 기생충 등이 있다.
- 이들은 직접전파, 숙주를 거치는 전파, 동물 기생체 감염 등을 통해 인체에 전파된다.
- 국소감염 : 미생물이 몸안에 침입하여 일정한 부위에 머물러 있으면서 감염을 일으키는 경우
- 병소감염 : 감염원이 알레르기반응을 일으켜 원격장기에 영향을 미치는 경우

02 생체의 감염 방어기구

- 비특이적 감염 방어기구(nonspecific defense mechanism)
  - 피부나 점막과 같은 상피조직의 감염 방어장벽
  - 눈물, 침, 콧물 등의 분비물 중에 리소짐(lysozyme), 땀 중의 유산, 지방성 분비물 중의 올레인산(oleic acid), 위액 중의 염산 등에 의한 항미생물 작용
  - 호중성구, 큰포식세포(대식세포) 등의 식세포 항미생물작용
- 특이적 감염 방어기구(specific defense mechanism)
  - 병원체나 그 독소가 항원으로 되어 면역이 성립되어서 발휘되는 방어기구
  - 항원으로 된 것에 대해서만 특이적으로 작용한다.
  - 항체와 보체의 작용에서 이루어지고 있는 체액성면역과 T세포, 림프카인, 활성화 큰포식 세포(대식세포) 등에 의한 세포성면역의 작용이 발휘된다.

03 인체 감염질환(Human infection)

1) 세균(Bacteria) 감염
- 파라티푸스 등과 같은 진성 세균류, 방사상 세균류, 스피로헤타, 마이코프라스마 등에 의한 감염

- 많은 병원성 박테리아는 숙주조직에 침범하여 자체적으로 DNA, RNA, 단백질 등을 합성하여 분열해 나간다.
- 세균이 증식되면 그 주변부위는 세포와 조직의 변성, 괴사, 염증이 일어난다.
- 세균의 급성감염에 의한 전신반응 : 체온상승, 혈청 CRP(C-reactive protein, C-반응성단백)양성, 적혈구침강속도(erythrocyte sedimentation rate, ESR)증가, 말초혈액에는 화농균 감염으로 호중구증다증이 있으며 장티푸스에서는 림프구 증가와 호중성구의 상대적 감소 등의 반응이 나타난다.

(1) 호흡기 감염
- 인플루엔자균(Hemophilus influenzae) 감염 : 다양한 그람음성균으로 수막염과 하부기도 감염의 원인이다.
- 백일해 : 그람음성막대균(구간균)인 Bordetella pertussis의 감염으로 발생하며 발작성 기침과 들숨성(흡식성) 경련성 호흡이 특징이다. 후두기관지염을 일으켜서 기관지 점막의 미란, 발적, 화농성 삼출물이 나타나며 중복감염이 없으면 허파꽈리(폐포) 조직은 정상이다.
- 디프테리아 : 그람양성막대균(간균)인 Corynebacterium diphtheriae에 의해 공기방울이나 피부 탈락물에 의해 전염되는 질환으로 심하면 인두점막에 두꺼운 막을 형성하고 심장이나 말초신경 등에 독소에 의한 손상을 일으킨다.

(2) 박테리아성 창자염(장염)
- Shigella 감염 : 그람음성막대균(간균)으로 대변을 통하여 입으로 감염되며 큰창자(대장) 점막층을 침범하여 설사를 일으킨다. 심하면 점막의 충혈, 부종 등이 나타나며 림프절이 커져 내강으로 돌출된다.
- Campylobacter 감염 : 쉼표 모양의 편모를 가진 그람음성균으로 만성위염, 창자염(장염), 패혈증 등의 원인이다. 물 같은 설사를 하며 세포괴사로 인한 혈성 설사나 염증성 설사를 한다.

- 살모넬라감염증과 장티프스 : 살모넬라균은 편모를 가진 그람음성막대균(간균)으로 음식물이나 물을 통해 감염된다. 장티프스는 감염 첫째 주에는 균혈증으로 인한 전신 증상을 보이며, 둘째 주에는 발적, 복통, 내망내피계의 침범을 보인다. 셋째 주에는 Peyer판 상부 점막의 궤양으로 인한 창자(장)출혈과 쇼크가 나타난다.
- 콜레라 : 쉼표 모양의 그람음성균으로 뜨물 같은 심한 설사를 한다. 분비성 설사는 콜레라 독소로 불리워지는 창자(장)독소에 의해 발생하며 E. coli의 창자(장)독소와 유사하다.

(3) 그람양성 화농성 박테리아 감염
- 포도상알균(구균) 감염 : 황색포도상알균(구균)(Staphylococcus aureus)은 화농성, 비운동성, 그람양성알균(구균)으로 다양한 피부 병변, 인후염, 폐렴, 심내막염, 식중독, 독성 쇼크 증후군 등을 일으킨다.
- 연쇄상알균(구균)(Streptococcus) 감염 : 피부, 구인두부, 허파(폐) 심장 판막 등에 화농성염증을 일으킨다.
- 임균(Neisseria gonorrhoeae)감염 : 피막이 있는 화농성 그람음성알균(구균)으로 삼출성, 화농성 병변과 함께 요도염, 요도협착, 부고환염, 전립샘염, 난관염, 난관-난소농양, 골반부 복막염 등을 일으킨다.

(4) 기회감염을 일으키는 그람음성막대균(간균)
- E-coli 감염 : E-coli는 그람음성 창자내(장내) 세균으로 비침습성 공생체로 동물의 창자안(장내강)에서 자라고 인체에 해로운 세균의 증식을 억제하기도 한다. 요로 감염의 주요 원인균으로 외요로를 통해 방광, 콩팥(신장)까지 역행성 감염을 일으킨다.
- 녹농균(Pseudomonas aeruginosa) 감염 : 화상 후 패혈증을 일으키며 콘택트 렌즈를 사용할 때 각막염을 일으킬 수도 있다. 털과 접착성 단백질을 가지고 있어 상피세포와 허파(폐)점액에 접착이 용이하며 내독소를 분비하여 패혈증 증상을 보인다.
- 레지오넬라(Legionella pneumophila)병 : 주로 냉각기의 공기 방울에 의해 감염되는 균으로 허파꽈리(폐포)나 말초부 세기관지에 병변이 나타난다.

(5) 마이코박테리아(Mycobacteria) 감염
- 결핵(Tuberculosis)

- 원인균은 Mycobacterium tuberculosis로써 발생빈도 및 사망률은 감소 추세에 있다.
- 아직도 우리나라에서 중요한 감염증 중 하나이다.
- 전파경로는 감염된 숙주에서 기침이나 재채기 등에 의해 공기 중에 나온 균을 흡입하는 것이다.
- 마이코박테리아는 호기성으로 포자를 형성하지 않는 비운동성의 막대균(간균)이다.
- 결핵균에 의한 감염 약 2~4주 후에 투베르쿨린 검사에서 감작반응이 나타난다.
- 원발성 결핵은 결핵균과의 기왕 접촉이 없거나 면역반응이 없는 개체의 감염으로 한쪽 허파(폐)의 위엽 아래 또는 아래엽 위부분에 있는 가슴막(흉막) 직하에서 한 개의 병소가 발견되며, 속발성 결핵은 결핵균이 기왕에 감염된 개체에서 일어나는 감염으로 빗장뼈(쇄골)에 인접하여 나타나는 한쪽 또는 양쪽 허파(폐) 위엽의 첨부나 후분절에서 시작한다.
- 나병(Leprosy, Hansen병)
- 환자 부모와 동거일 경우 20~50% 정도가 생후에 발병한다.
- 주로 피부와 말초신경 즉, 온도가 낮은 신체 부위에 감염되어 불구성 변형을 초래한다.
- 숙주의 T세포 매개성 면역반응이 강하면 결핵양 나병, 없으면 나종양 나병의 유형을 보인다.
- 결핵양(tuberculoid) 나병 : 피부에서는 국한된 반점상 병변을 보이고 신경 침범이 주된 소견으로 나타나는데 전형적으로 자뼈(척골)신경과 종아리뼈(비골)신경이 육아종성 염증을 보이면서 비후된다.
- 나종양(lepromatous) 나병 : 안면, 귀, 손목, 팔꿈치, 무릎, 엉덩이(둔부) 등에 후발하는 반점상, 구진성 또는 결절성 피부 병변이 대칭성이나 미만성으로 나타난다. 결절성 병변이 융합되면 사자양얼굴(leonine facies)이라는 안면의 기형을 형성한다.

(6) 트레포네마(Treponemes) 감염
- 매독(Syphilis)
- 매독의 원인균은 10~30μm의 나선형으로 가느다란 스피로헤타이다.
- 임신 중 산모가 활동성 매독인 경우 태반을 통해 전파되어 태아에서 선천성 매독을 일으키는데 간질성 결막염, 허치슨치아, 8차 신경농아가 특징적으로 나

타난다.

- −선천성 매독은 임신 18주 이후에 감염된다.
- −선천성 매독은 감염된 임산부로부터 태아에게 감염되는 것으로 임신 초기 5개월까지는 매독균이 태아나 태반을 침범하지 않지만 후기에는 감염을 일으켜 후기 유산, 사산, 영아사망 등을 초래한다.
- −후천성 매독의 자연경과는 3단계로 진행된다.
  - * **제1기** : 10~90일(평균 3주)의 잠복기 후 매독균이 침범한 부위에 하감이 생기고 림프절이 비대해진다. 하감부위는 남성의 경우 음경귀두, 여성의 경우 외음부와 자궁목(경)부 등이다.
  - * **제2기** : 2주~6개월 후(평균 6~8주)에 입안(구강) 점막, 손바닥, 발바닥 등을 포함한 전신성 혹은 국소적 피부발진이 나타나고 약 4~12주 후에 자연 소실된다.
  - * **제3기** : 제2기 후에 잠복매독 시기로 들어가서 수년 혹은 수십년간 건강하게 지내다가 제3기 병변이 나타난다. 간, 골, 고환이나 피부 등에 국소파괴 병변인 고무종이 형성되거나, 심맥관계 병변, 중추신경계 병변 등이 나타난다.

2) 리케치아(Rickettsia) 감염

- 절지동물에 물리거나 절지동물의 배설물이 상처에 감염되어 발생한다.
- 발진티푸스(epidemic typhus)
  - −R. prowazekii에 의해 발병하며 이(body louse)를 통하여 전파된다.
  - −잠복기는 10~14일 정도이며 갑자기 발병하고 전신적 근육통, 발열, 오한, 심한 전두통 등이 나타난다. 합병증으로 의식의 변화, 혼수, 빈뇨, 고질산 혈증, 피부괴사 등이 나타난다.
  - −발병 4~7일 후에 발진이 생기며 구간에서 시작하여 사지, 머리로 퍼진다.
- 쓰쓰가무시병(tsutsugamushi disease)
  - −Scrub typhus군의 R. tsutsugamushi에 의해 농촌에서 8~11월 사이에 많이 발병한다.
  - −진드기에 물린 지 1~3주 후에 갑자기 발열, 오한, 두통 등의 증상이 나타나고 발병 1주일 전후에 발진이 나타난다.
  - −들쥐가 감염원이며 진드기가 매개자로 발열, 피부궤

양, 림프절 종창 등이 나타난다.
- Q열(Q fever) : 소, 염소, 면양이 감염원이며 매개자는 진드기로서 열, 오한, 두통, 무력감, 발열과 기관지염 등을 일으킨다.

3) 바이러스(Virus) 감염증

- 가장 흔한 인체감염증이며 질환에 따라 다양한 양상으로 나타난다.
- 폭스 바이러스(pox virus)
  - −두창 바이러스는 피부발진을 일으킨다.
  - −전염성 연속종 바이러스는 피부 사마귀를 일으킨다.
- 헤르페스 바이러스(herpes virus)
  - −단순 헤르페스 바이러스는 피부, 점막의 수포, 성기 헤르페스를 일으킨다.
  - −수두 바이러스는 피부 수포와 대상포진, 신경염, Reye증후군을 일으킨다.
  - −거대세포 봉입체증 바이러스는 허파꽈리(폐포), 기관지, 선관 등의 상피세포 봉입체를 형성한다.
- 아데노 바이러스(adeno virus)는 상기도염, 창자염(장염), 종양을 일으킨다.
- 간염 바이러스는 A, B, C, D, E형이 있다.
  - −A형은 나이가 많고 환경위생이 불량한 하류층에서 잘 나타나는 경향이 있다. 잠복기는 약 30일이고 급성기에는 혈중에 HAV에 대한 Ig M형의 특수 항체가 검출되며 증상이 발생될 때부터 혈청내에 출현한다. 보균자나 만성형이 없으나 감염초기(잠복기)에 바이러스가 대변으로 배설된다.
  - −B형은 황달이 없는 불현성 감염이 많고 만성화가 가능할 뿐 아니라 수평 및 수직감염이 가능하다. 침(타액), 모유, 정액, 복수, 가슴막액(늑막액) 등의 체액 종류에 따라 차이가 있고 감염의 경과에 따라 달라질 수 있지만, 혈액검사상 B형 간염 표면항원이 양성인 사람의 모든 체액은 B형 간염의 감염원이 될 수 있다.
  - −C형은 수혈 후 감염이 가장 많고 문신, 성교, 습관성 약물복용자, 혈액투석, 콩팥(신장)이식 등이 원인이 된다. 잠복기는 약 50일이고 수혈 후 C형 급성 간염에서 만성 간염으로, 만성 간염에서 간경변으로 결국 간세포암으로 진행되는 것이 밝혀졌다.
- 한탄 바이러스는 콩팥(신)증후성 출혈열로서 한국형 출혈열이다.

4) 장티푸스(Typhoid fever)

- 그람음성막대균(간균)이며 망상내피계와 림프계의 비후를 나타내며 전 창자(장)관계, 특히 돌창자(회장) 말단부에 침범하여 병변을 일으킨다.
- 잠복기는 1~2주일이며 이후 일주일간 균혈증 상태로 임상증상이 나타난다.
- 심할 경우에 돌창자(회장)의 천공을 일으키나 질병의 극기를 지나면 궤양은 잘 치유된다.
- 조직학적으로 단핵구성 식세포의 증식이 전신적으로 관찰된다.
- 증상은 발열, 두통으로 시작하여 오후에는 고열을 동반하고 발병 2주에 고열이 지속되다가 3, 4주 후에 서서히 하강한다.
- 욕지기(오심), 구토, 설사, 복부 팽만감, 복통이 나타나고 발병 2주가 지나면 전 가슴벽(흉벽)의 하부와 상복부에 1~5mm 크기의 붉은 반점이 나타난다.

5) 패혈증(sepsis)

화농성균 및 그 산물이 혈중에 들어가서 고열, 오한, 쇠약, 통증, 두통, 메스꺼움 등의 증상이 나타나고, 신체의 방어기전이 부분적으로 마비된 상태로 혈액배양으로 진단하고 강한 항생제로 치료한다.

0001

세균감염으로 세균이 낸 독소가 순환하여 여러 가지 증상을 나타내는 감염증은?

① 농혈증　　　② 패혈증　　　③ 과민증　　　④ 독혈증　　　⑤ 균혈증

✛ 문헌 이한기 외, 병리학, 수문사, 2005, p.160

0002

바이러스의 특징으로 옳은 것은?

▌보기▐

가. 단백질을 가지고 있다　　　　　　나. 한 종류의 핵산만 가지고 있다.
다. 핵산의 형태로서 증식한다.　　　　라. 고에너지화합물을 만드는 효소계가 없다.

① 가, 나, 다　　② 가, 다　　③ 나, 라　　④ 라　　⑤ 가, 나, 다, 라

✛ 문헌 이한기 외, 병리학, 수문사, 2005, p.168

0003

아동기의 바이러스성 질환으로 옳은 것은?

▌보기▐

가. 홍역　　　　나. 풍진　　　　다. 볼거리　　　　라. 수두

① 가, 나, 다　　② 가, 다　　③ 나, 라　　④ 라　　⑤ 가, 나, 다, 라

✛ 문헌 박희진 외, 알기쉬운 병리학, 메디컬코리아, 2007, p.436

0004

합병증으로 남자의 고환염이나 신경전도성 청각장애를 유발할 수 있는 질환으로 옳은 것은?

① 볼거리　　　② 소아마비　　　③ 인플루엔자　　　④ 홍역　　　⑤풍진

✛ 문헌 박희진 외, 알기쉬운 병리학, 메디컬코리아, 2007, p.438

해설

0001
• 혈류에 침입한 세균의 독소에 의해 독혈증이 나타난다.

0002
• 바이러스는 활물기생을 하며 성장해서 2분열을 할 수 없다.

0003
• 소아마비, 인플루엔자, 감기 등은 아동기 때 흔히 발생하는 바이러스성 질환이다.

0004
• 비록 둘 다 일반적으로 나타나지 않지만 볼거리를 진단하는 데는 중요한 요소이다.

0005

• 농혈증 : 화농성 세균이나 그 산물이 혈류에 들어가서 많은 농양을 만드는 경우
• 균혈증 : 세균이 순환혈액내에 들어가는 경우이며 그람음성균혈증은 치명적이다.
• 독혈증 : 세균감염에서 세균이 낸 독소가 순환하여 여러 증상을 나타내는 것

0005

다음과 같은 증상을 보이는 질환으로 옳은 것은?

▎보기▎

화농성균 및 그 산물이 혈중에 들어가서 고열이 나고, 신체의 방어기전이 부분적으로 마비된 상태를 보인다.

① 균혈증 　　　　② 농혈증 　　　　③ 패혈증
④ 비브리오혈증 　　⑤ 출혈증

✛ 문헌 이한기 외, 병리학, 수문사, 2005, p.160

0006

• 쯔쯔가무시병 : 들쥐
• 렙토스피라병 : 가축 등의 뇨
• 앵무새병 : 조류
• 묘소병 : 고양이

0006

매개체가 이(louse)와 진드기인 감염질환으로 옳은 것은?

① 쯔쯔가무시병 　　② 재귀열 　　　③ 렙토스피라병
④ 앵무새병 　　　　⑤ 묘소병

✛ 문헌 Harrison's 내과학 편찬위원회, 내과학, 정담, 1997, p.797

0007

• 미생물이 체내에 침입하여 일정한 부위에 머물러 있으면서 감염을 일으키는 경우를 국소감염이라 하며, 감염원이 알레르기반응을 일으켜 원격 장기에 영향을 미치는 경우를 병소감염이라고 한다.

0007

감염에 대한 설명이다. A와 B에 들어갈 용어로 옳은 것은?

▎보기▎

미생물이 체내에 침입하여 일정한 부위에 머물러 있으면서 감염을 일으키는 경우를 (A)염이라 하며, 감염원이 알레르기 반응을 일으켜 원격 장기에 영향을 미치는 경우를 (B)감염이라고 한다.

	①	②	③	④	⑤
A	전신	전신	병소	국소	국소
B	국소	병소	전신	병소	전신

✛ 문헌 박희진 외, EMT기초의학, 현문사, 2005, p.497

0008

• 칸디다증 호발부위는 입안점막(구강점막), 질점막 등이다.

0008

칸디다증 호발부위는?

① 구강점막　② 폐실질　③ 장기내벽　④ 피하지방층　⑤ 안 결막

✛ 문헌 대한병리학회대전충청지회, 기본병리학, 청구문화사, 2008, p.134

🔍 **핵심문제**

0009

칸디다에 의한 기회감염으로 구강 점막에 우유빛의 백태를 형성하고 벗기면 출혈이 일어나는 질환은?

① 볼거리   ② 아구창   ③ 백색반증

④ 편평태선   ⑤ 점액낭종

✛ **문헌** 대한병리학회대전충청지회, 기본병리학, 청구문화사, 2008, p.211

0010

맨발로 토양에서 일을 하다 손상을 입었을 때 발생하기 쉬운 접촉전염병으로 옳은 것은?

① 파상풍   ② 디프테리아   ③ 천연두

④ 단순포진   ⑤ 소아마비

✛ **문헌** (사)한국응급구조학회, 현장응급처치학, 정담미디어, 2010, p.1359

0011

분뇨를 뿌려놓은 밭에서 맨발로 작업했을 때 감염될 수 있는 기생충으로 옳은 것은?

① 간디스토마   ② 십이지장충   ③ 폐디스토마

④ 유구조충   ⑤ 무구조충

✛ **문헌** 박희진 외, EMT기초의학, 현문사, 2010, p.804

해·설

009

• 칸디다증 또는 아구창은 정상적으로 입안에 상존하고 있다가 기회감염을 일으킨다.

010

• 파상풍은 농촌에서 많이 발생하는데, 동물대변, 먼지 흙 등으로 오염된 찔린 상처로 많이 발생한다.

011

• 십이지장충, 회충 등은 분변에 오염된 토양에서 감염될 수 있다.

응급구조

◎ **정답**

② 11   ① 10   ② 9

39

면 역

01 면역기구(Immunity mechanism)

1) 세포성면역(Cellular immunity)

(1) T림프구
- T림프구 세포는 골수에서 생산되어 가슴샘(흉선)에서 분화된 후, 혈액이나 림프를 따라 순환하고 지라(비장)나 림프절 등 림프성 기관에 분포한다.
- 세포 표면에는 여러 종류의 표면 항원을 가지고 있는데 세포막에 CD4를 가지고 있으면 보조T세포라 하고 CD8을 가지고 있으면 억제T세포라 한다.
- 보조T세포
  - B세포의 항체 생산 세포로의 분화 증식을 촉진해서 항체생산을 증가시켜 체액성 면역기능을 높인다.
  - 세포독성T세포의 분화 증식을 촉진해서 항원으로 되어 표적세포를 파괴하는 세포성 면역반응을 촉진한다.
- 억제T세포 : B세포의 항체생산 및 세포독성 T세포의 작용을 억제한다.
- 세포독성T세포
  - 항원으로 된 세포에 접촉해서 이것을 파괴한다.
  - 바이러스 감염세포, 악성 종양세포, 이식 장기의 세포 등을 배제하는 세포성 면역 반응의 주역이다.
- 지연형 과민반응 T세포 : 항원, 표적세포와 접촉하면 각종 림포카인을 생산해 지연형 알레르기를 일으킴으로써 항원, 표적세포를 배제한다.

(2) 살해세포(killer cell)와 자연 살해세포(natural killer cell)
- 살해세포(killer cell)는 세포막에 항체 IgG의 Fc부와 결합하는 수용체를 가지고 있기 때문에 항원세포의 세포막과 반응하고 있는 항체 IgG의 Fc부를 중개로 해서 표적세포와 결합하여 이것을 파괴한다.
- 자연살해세포(natural killer cell)는 변이세포를 상해하는 자연적으로 마련된 세포 살해성 림프구로, 생체내에 발생하는 악성 종양이나 바이러스 감염 등에 대한 방어 반응에 중요한 역할을 한다.

2) 체액성면역(Humoral immunity)

(1) B림프구
- 분명하지는 않으나 골수나 막창자(맹장)에 존재하는 림프조직에서 세포분화가 이루어진다는 보고가 있다.
- 혈액내 림프구의 10~20%를 차지하며 지라(비장) 및 림프절 등에 존재한다.
- B세포는 항원과 접촉하게 되면 형질세포로 분화되어 각기 특이한 항체를 생산 방출하게 된다.

(2) 면역글로불린(immunoglobulin, Ig)
- 체액성면역의 주체가 되는 것으로 여러 가지 생화학적 성상에 따라 IgG, IgA, IgM, IgE, IgD의 5종류 (GAMED)로 구분할 수 있다.
- IgG
  - 4종의 아종(subclass)이 있으며 면역글로불린 중 가장 농도가 높다.
  - 여러 세균에 대한 항독소 항체로 감염방지에 도움이 되고 태아에서는 어머니로부터 태반과 초유를 통해서 운반되는 데 수개월간 지속된다.
- IgA
  - 2종의 아종(subclass)이 있으며 혈청 중에도 존재하지만 눈, 코, 입안(구강), 기도 및 소화관의 점막에 존재하는 면역글로불린으로 형질세포에 의해서도 생산되고 분비물에 많이 포함되어 있다.
  - 국소적 방어에 관여한다.
- IgM
  - 2종의 아종(subclass)이 있으며 마크로글로블린 (macroglobulin)이라고 한다.
  - 분자량 약 100만으로 면역글로불린 중 최대이다.

– 주로 B림프구 표면에 존재하고 가장 원시적인 면역글로불린으로 감염초기 IgG에 앞서 작용한다.
- IgE : 항원이 침입한 점막에서 주로 형성되고 Fc부분은 조직에 있는 비만세포, 혈액 중의 호염기구와 결합하는 성질이 있으며 동일한 항원과 결합하게 되면 히스타민을 방출하여 과민반응을 일으킨다.
- IgD : 골수종 환자의 혈청에서 발견된 것으로 IgM과 함께 B세포의 표면에 국한해서 나타나는 면역글로불린 수용체이다.

02 과민반응(Hypersensitivity)

- 생체의 일반적인 면역반응과 동일한 기전을 가지면서 부적절한 면역반응을 나타내는 것을 과민반응 또는 알레르기반응(allergy reaction)이라고 한다.
- 페니실린에 의한 과민성 shock의 발생기전 : 이미 형성된 IgE에 의해 매개되며 항원에 재차 노출된 후 대개 수분 내에 증상이 나타난다.

1) 제I형 과민반응(Type I hypersensitivity reaction)
- 아나필락시스형(anaphylactic type)이라고도 한다.
- 항원자극에 의해 생산된 IgE항체가 비만세포, 호염기구 등과 Fc부분에서 결합되어 있다가 거기에 다시 동일 항원이 침입하게 되면 탈과립을 일으키고 히스타민, 세로토닌, 호산구 유주인자 등을 방출한다.
- 히스타민, 세로토닌, 호산구 유주인자 등은 혈관의 투과성을 높이고 세기관지 등의 평활근 수축을 일으키며 선세포로 하여금 분비를 촉진하여 강한 염증반응을 일으킨다.
- 꽃가루, 먼지, 진드기, 동물의 털, 식물 등에 대해 과민반응을 일으키는데 이러한 항원을 알레젠(allergen)이라 하고 이때의 항체인 IgE를 레아진(reagin)이라 한다.
- 제I형 과민반응에 의한 자가면역성 질환
  – 기관지 천식(bronchial asthma)
  – 알레르기성 비염(allergic rhinitis)
  – 소화기 알레르기(digestive organ allergy)
  – 전신성 아나필락시스(systemic anaphylaxis)

2) 제II형 과민반응(Type II hypersensitivity reaction)
- 자가면역성 용혈성빈혈, 무과립증, 혈소판 감소증, 중증

근무력증 등이 이에 속한다.
- 적혈구, 백혈구, 혈소판 등의 세포 표면에 존재하는 항원에 항체와 보체가 작용해서 3가지 기전에 의해 세포 상해를 일으킨다.
  – 보체 의존성 과민반응 : 수혈반응, 태아적모구증(모체와 태아간에 항원성이 서로 다를 때 모체의 항체(IgG)가 태반을 거쳐서 태아의 적혈구를 파괴하는 것), 자가면역성 용혈성 빈혈, 특정한 약물반응 등.
  – 항체의존성 세포매개 독성 반응
  – 항수용체 항체에 의한 반응
- 제II형 과민반응에 의한 대표적인 질환
  – Rh혈액형 부적합 임신(신생아 중증 황달)
  – 약제 알레르기(drug allergy)
  – 제II형 과민반응에 의한 자가면역성 질환

3) 제III형 과민반응(Type II hypersensitivity reaction)
- 항원 항체 반응물, 즉 면역복합체에 의해 일어나는 과민반응이다.
- 제II형은 항원이 세포에 붙어 있으나 제III형은 세포와 무관한 것이 차이점이다.
- 제III형 과민반응에 의한 대표적인 질환
  – 급성 미만성 토리콩팥염(사구체신염 : acute diffuse glomerulonephritis)
  – 혈청병(serum sickness)
  – 전신성 홍반성 낭창(systemic lupus erythematosus)
  – 만성 류마티스성 관절염(chronic rheumatoid arthritis)
  – 결절성 동맥주위염(periarteritis nodosa)

4) 제IV형 과민반응(Type IV hypersensitivity reaction)
- 국소에 침착된 항원에 대해 감작된 T림프구에 의해 일어나는 세포매개성 과민반응
- 항체나 보체의 매개가 없다.
- T세포에 의해 염증반응이 나타나는 지연형 과민반응과 T세포가 다른 세포를 살해하는 T세포 매개세포 독성반응으로 나눌 수 있다.
- 제IV형 과민반응에 의한 대표적인 질환
  – 접촉성 피부염(contact dermatitis)
  – 육아종성 염증

−이식거부반응

5) 제V형 과민반응(Type V hypersensitivity reaction)
- 자극형 과민반응으로 항원물질이 밖에서 자극을 부여한다.
- 세포막 표면의 자극인자 수용체에 대한 자가항체가 그의 수용체와 반응해서 그의 세포의 기능을 항진 또는 억제하는 현상
- 제V형 과민반응에 의한 대표적인 질환
  - 갑상선 중독증
  - 중증근무력증
  - 인슐린 저항성 당뇨병

03 면역부전(Immunodeficiency)

개체의 면역기능이 결핍되거나 저하된 상태로 세포성 면역부전, 체액성 면역부전, 복합형 면역부전 등 3군으로 나뉜다.

1) 세포성 면역부전
DiGeorge 증후군 : X염색체성 유전, 가슴샘(흉선) 무형성, T세포 결손 등을 특징으로 바이러스, 진균, 결핵균, 장티푸스균 등에 저항성이 없고 부갑상샘이 결손되기 때문에 테타니(tetany) 증상을 합병한다.

2) 체액성 면역부전
Bruton형 무 γ글로불린 혈증 : X염색체 열성유전, B세포와 형질세포 결여, 면역글로불린값 이상저하, 항체생산능력 결여 등을 특징으로 고름균(화농균)에 저항력이 없어 쉽게 패혈증이 된다.

3) 복합형 면역부전
- 중증 복합형 면역부전증(swiss형)
  - X 및 상염색체성 또는 부정형의 형식으로 유전되며 T세포와 B세포의 결손에 의해 생긴다.
  - 쉽게 중증감염증에 이환되어 예후가 극히 나쁘다.
- Nezelof 증후군 : T-세포와 B-세포의 결여를 초래하는 간세포(stem cell)의 세포유전적 장애로 발생한다는 설과 흉선의 발달미숙과 T-세포 발달억제 때문이라는 설이 있으며 thymosin 생산 또는 분비결여로 초래된다는 설이 지배적이다.

- Wiskoff-Aldrich 증후군 : X염색체 관련 열성으로 유전되는 면역결핍질환으로 혈소판감소증, 습진, T-세포와 B-세포의 부적절한 기능, 바이러스나 곰팡이 등의 감염, 암에 대한 민감성 증가 등이 특징이다.

04 이식거부 반응(Transplant rejection)

- 수용자(recipient)의 세포가 공여자(donor)의 조직을 비자기성분으로 인식하게 되면 수용자의 면역기전이 작동되어 공여자의 조직을 파괴하게 되는데 이러한 반응을 이식거부 반응이라고 한다.
- 거부반응에 관여하는 기전
  - T세포 매개반응
  - 항체 매개반응
- 거부반응의 형태학적 변화
  - 초급성 거부(hyperacute rejection)
  - 급성과 만성 거부(acute and chronic rejection)
- 장기이식 거부반응을 파악하기 위한 검사 : 조직적합백혈구항원(HLA, histocompatibility leukocyte antigen)검사

05 면역계 질환(Immunologic disorder)

1) 자가면역 질환(Autoimmune disease)
자신의 조직성분에 대해 자가 항체가 반응하여 여러 가지 조직손상을 초래하는 것

(1) 전신성 자가면역 질환
- 전신성 홍반성 낭창 : 안면에 특징적인 나비모양의 홍반이 나타나며, 자기조직에 대한 면역학적 관용이 상실됨으로써 자가 항원에 대한 항체가 형성되어 발생된다.
- 결절성 다발성 동맥염 : 전신의 소동맥의 괴사성 혈관염이 특징으로, 병변부위에는 면역글로불린, 보체가 나타나므로 이 질환을 면역복합체 병으로 보고 있다.
- 진행성 전신성 경피증 : 사지말단의 폐섬유종이 나타난다.
- 다발성 근염 : 주로 사지 근육과 목부위(경부)의 만성 염증성 질환이고 근섬유들의 위축, 경화 등 변성을 동반한다. 근 조직에 많이 함유된 creatin phosphokinase, aldrase 등의 효소가 상승하고 근전도에서도 근섬유의 변성, 중심성핵, 림프구, 형질세포의 침윤, 섬유화 등이

나타난다.
- 류마토이드 관절염 : 관절활막의 염증이 지속되어 관절의 파괴를 일으키는 질환

(2) 국소성 자가면역 질환
- Hashimoto disease : 과민반응 II형에 속하며 만성 갑상샘염의 일종으로 단단한 미만성 갑상선종이 나타난다.
- Sjogren 증후군 : 눈물샘(누선)과 침샘(타액선)에 주된 병소가 있으며 병소에는 T세포 및 B세포의 침윤을 볼 수 있다. 주로 여성에서 발발하고 침샘(타액선)과 눈물샘(누액선)의 분비감소로 입안(구내)건조 및 건조성 각막 결막염을 특징으로 한다.

2) 면역결핍 증후군(Immunologic deficiency syndrome)
- 면역기전의 이상으로 초래되는 모든 질환으로 병인에 따라 유전적인 원인에 의해 나타나는 1차성 질환과 후천적으로 발생되는 2차성이 있다.
- 2차성 면역 결핍증후군을 일으키는 원인으로는 감염, 영양부족, 노화 및 항암제치료, 방사선 조사나 면역억제제 투여의 부작용에 의해 발생된다.
- 면역결핍을 일으키는 세포에 따라 T세포 결핍증, B세포 결핍증 및 대식구 결핍증으로 나눌 수 있다.
- 면역결핍증의 공통적인 증상은 반복되는 세균감염이며 잘 치료되지 않는 것이 특징이다.

(1) 1차적 면역결핍증
- 대부분 유전되는 것으로 특이성 면역이나 보체, 대식세포 또는 자연살해세포에 의해 매개되는 여러 비특이성 면역방어계를 침범한다.
- 종류
  - 반성 무감마글로불린혈증(X-linked agammaglobulinemia of Bruton) : 전구 B세포가 성숙 B세포로 분화하지 못해 발생하며 혈청내 면역글로불린이 거의 존재하지 않는다.
  - 변형 면역부전증 : 모든 환자에서 저감마글로불린증이 나타나며 설사, 지방변, 복부팽만 등의 증세가 나타난다.
  - 선택적 면역글로불린결핍증(selective immunoglobulin deficiency) : 다른 면역글로불린은 정상이거나 증가되면서, 하나 또는 두 종류의 면역글로불린이 결핍되어 있는 경우로 IgA 결핍증, IgM 결핍증, IgG 아군 결핍증 등이 있다.
    - IgA 단독 결핍증(isolated IgA deficiency) : IgA 분비성 B림프구의 분화장애로 인한다.
    - IgM 단독 결핍증(isolated IgM deficiency) : 다른 면역글로불린은 정상이면서 혈청내 IgM만 결핍되어 있다.
    - IgG 아군 결핍증(selective deficiency of IgG subclass) : IgG1, IgG2, IgG3, IgG4 항체 아군 중 한 가지 이상의 아군이 결핍되어 있는 경우
    - IgM 과다증
    - DiGeorge 증후군(가슴샘무형성증) : 세포매개성 면역의 결핍으로 가슴샘(흉선)이 형성되지 못한 증후군
    - 합병형 면역결핍증후군 : 세포매개성 면역과 체액성 면역을 동시에 침범하는 심한 면역결핍성 질환

(2) 후천성면역결핍증(acquired immunodeficiency syndrome, AIDS)
- HIV 감염에 의해 면역결핍증을 일으키는 질환으로 가공할 만한 속도로 전세계로 퍼져나가고 있으며 우리나라에서도 점차 환자가 늘어나고 있다(그림 34-1).
- HIV는 환자의 림프조직, 정액, 질 분비물, 침(타액), 젖, 눈물, 소변, 혈청, 뇌척수액 등에서 분리되며 성적 접촉, 혈관내 주사 및 산모로부터 태아로의 수직전파를 통해 감염된다.
- 잘 걸릴 가능성이 있는 집단
  - 동성연애자 또는 양성연애자 71.4%
  - 마약 등을 혈관내로 주입하는 자 18.4%
  - 혈우병 환자로서 지속적으로 항혈우병 인자를 주사받는 자 1%
  - 혈우병 환자는 아니지만 혈액수혈을 받은 자 2.5%
  - 이성 연애자이거나 상기의 고위험 집단과 성접촉을 하는 자 3.9%
- AIDS의 전형적인 증상
  - 발열, 체중감소, 전신 림프절 종대에 더불어 Pneumocystis carinii의 감염에 의한 폐렴, 각종 바이러스 및 진균감염, 결핵 및 세균감염이 나타날 수 있다.

- AIDS 환자의 25%에서는 다발성 카포시육종이라는 혈관육종이 발생되며 악성림프종도 호발한다. 목구멍 통증 및 체중감소도 나타난다.
- AIDS 환자의 75~90%에서 신경계를 침범한다.

06 사이토카인(cytokine)

면역조절 화합물인 세포간 전령단백질군으로 생물학적 치료제 중에서 가장 큰 군을 이루고 인터페론(interferons), 인터루킨(interleukin) 및 조혈성장 인자를 포함한다.

0001

다음과 같은 원인이나 특징으로 나타나는 쇼크로 옳은 것은?

┌ 보기 ┐
- 마취제의 잘못된 사용   • 척수상해로 인해   • 항생제에 대한 특이성 체질

① 저혈량성   ② 저체액성   ③ 심인성   ④ 패혈성   ⑤ 신경성

✛ 문헌 이한기 외, 병리학, 수문사, 2005, p.104

0002

다음과 같은 특징을 갖는 항체는?

┌ 보기 ┐
- 혈중에 극소량 있다.   • 아토피성 피부염과 관련이 많다.
- 기생충 감염에 대해 효과적인 작용을 한다.

① IgA   ② IgD   ③ IgE   ④ IgG   ⑤ IgM

✛ 문헌 이한기 외, 병리학, 수문사, 2005, p.115

0003

다음과 같은 특징을 갖는 항체는?

┌ 보기 ┐
- 면역반응에서 최초로 생성된다.   • 세균의 파괴작용을 한다.
- 보체결합, 조효소 역할도 한다.

① IgA   ② IgD   ③ IgE   ④ IgG   ⑤ IgM

✛ 문헌 이한기 외, 병리학, 수문사, 2005, p.115

0004

인체의 항체(면역글로불린)로 옳은 것은?

┌ 보기 ┐
가. IgA   나. IgB   다. IgD   라. IgF

①가, 나, 다   ②가, 다   ③나, 라   ④라   ⑤가, 나, 다, 라

✛ 문헌 이한기 외, 병리학, 수문사, 2005, p.115

해설

0005

• 투베르쿨린액을 피하에 주사하면 지연형 과민반응(세포성)으로 결핵균에 감작된 사람에서는 8-12시간 후에 그곳이 붉어지고 굳어지며, 24-72시간 후에 최고로 되고 그 후 점점 줄어든다.

0006

• T세포 매개성 반응 : 이식편에서 유리되는 성분으로 감작된 감작 T림프구가 이식된 조직을 거부한다. 조직적합성 검사 상 부적합한 이식편을 이식했을 때 일어난다.
• 항체 매개성 반응 : 이식편의 거부는 정상에서 대략 2주일 정도에서 일어나지만 경우에 따라서는 2~3일내에 거부되는 경우가 있는데 이것은 항체에 의한다.

0007

• 위 4가지 외에도 2개 이상의 자가면역질환이 한 개체에서 흔히 중첩되며, 혈청이나 감작 T림프구에 의해 정상동물에 옮겨질 수 있다.

0008

• AIDS의 감염기회가 높은 집단은 동성연애자, 마약 등을 혈관내에 주입하는 자, 혈우병 환자로서 지속적인 항혈우병인자를 주사 받는 자 등이다.

0005

세포성 과민반응이라고 볼 수 있는 예로 옳은 것은?

① 비점막의 선분비물 증가 ② 페니실린 주사 후 후두 부종
③ 투베르쿨린(tuberculin)반응 ④ 꽃가루에 의한 천식
⑤ 태아적아구 혈증

✛ 문헌 이한기 외, 병리학, 수문사, 2005, p.121

0006

이식 시의 거부반응의 기전으로 옳은 것은?

보기
가. B세포 매개성 반응 나. T세포 매개성 반응
다. 항원 매개성 반응 라. 항체 매개성 반응

① 가, 나, 다 ② 가, 다 ③ 나, 라 ④ 라 ⑤ 가, 나, 다, 라

✛ 문헌 이한기 외, 병리학, 수문사, 2005, p.123

0007

자가면역질환의 일반적인 현상으로 옳은 것은?

보기
가. 코티코스테로이드 치료가 효과적이다. 나. 변성 글로불린의 침착이 있다.
다. 조직학적으로 형질세포 침윤을 본다. 라. 자가 항체를 인정할 수 있다.

① 가, 나, 다 ② 가, 다 ③ 나, 라 ④ 라 ⑤ 가, 나, 다, 라

✛ 문헌 이한기 외, 병리학, 수문사, 2005, p.125

0008

후천성면역결핍증후군(AIDS)의 특징으로 옳은 것은?

보기
가. HIV(Human Immunodeficiency virus)감염에 의한다.
나. HIV는 환자의 림프조직, 정액, 질분비물 등에서 분리할 수 있다.
다. 혈관내 주사나 산모로부터 태아로의 수직전파가 가능하다.
라. 동성연애자는 감염의 우려가 매우 높다.

① 가, 나, 다 ② 가, 다 ③ 나, 라 ④ 라 ⑤ 가, 나, 다, 라

✛ 문헌 이한기 외, 병리학, 수문사, 2005, p.126

0009

후천성면역결핍증(AIDS)의 전파경로로 옳은 것은?

보기

| 가. 성교 | 나. 피하 주사바늘 공유 | 다. 태반 | 라. 호흡기 |

① 가, 나, 다　　② 가, 다　　③ 나, 라　　④ 라　　⑤ 가, 나, 다, 라

✢ **문헌** 박희진 외, 알기쉬운 병리학, 메디컬코리아, 2007, p.120

0010

다음과 같은 특징이 있는 항체는?

보기

• 허파, 피부, 호흡구 표면에 집중해 있다.
• 혈청에서의 정상 농도는 0.01~0.04mg/dL이다.
• 알레르기와 아나필락시스 반응에 기여한다.

① IgA　　② IgD　　③ IgE　　④ IgG　　⑤ IgM

✢ **문헌** Harrison's 내과학, 정담, 1997, p.1673

0011

혈청 중에도 존재하지만 눈, 코, 구강, 기도 등의 점막에 존재하여 분비물 내에서의 국소적 방어에 관여하는 면역글로불린으로 옳은 것은?

① IgA　　② IgD　　③ IgE　　④ IgG　　⑤ IgM

✢ **문헌** 박희진 외, EMT기초의학, 현문사, 2005, p.506

0012

억제T세포의 기능을 설명한 것으로 옳은 것은?

① 항체생산을 증가시켜 체액성 면역기능을 높인다.
② B세포의 항체 생산 및 세포독성T세포의 작용을 억제한다.
③ 항원으로 된 세포에 접촉해서 파괴한다.
④ 바이러스 감염세포, 악성 종양세포 등을 배제하는 세포성 면역반응의 주역이다.
⑤ 지연성 알레르기를 일으켜 항원, 표적세포를 배제한다.

✢ **문헌** 박희진 외, EMT기초의학, 현문사, 2005, p.505

해설

0013

0013
• HIV는 환자의 림프조직, 정액, 질분비물, 타액, 젖, 눈물, 뇌척수액 등에서 분리되며 성적접촉, 혈관내주사 및 산모로부터 태아로의 수직전파를 통해 감염된다.

중년남자에서 시행한 검사소견이 다음과 같았다. 이 환자의 진단으로 옳은 것은?

┃보기┃
• HIV가 원인균이었다.
• 목구멍이 아프고 체중이 감소하였다.
• 림프종이 발견되었다.

① 하시모토병　　　　② 악성빈혈　　　　③ 루포이드 간염
④ AIDS　　　　⑤ 라이더 증후군

✚ 문헌 박희진 외, EMT기초의학, 현문사, 2005, p.513

0014

0014
• 꽃가루, 먼지, 진드기, 동물의 털 등에 대해 과민반응을 일으키는데 이러한 항원을 allergen이라 하고 이때의 항체인 IgE를 reagin이라고 한다.

제 I 형 과민반응인 아나필락시스(anaphylaxis)형 알레르기와 관련이 있는 것은?

┃보기┃
가. 기관지 천식　　　　나. 알러지성 비염
다. 소화기 알러지　　　　라. 전신성 아나필락시스

① 가, 나, 다　② 가, 다　③ 나, 라　④ 라　⑤ 가, 나, 다, 라

✚ 문헌 박희진 외, EMT기초의학, 현문사, 2005, p.508

0015

0015
• IgE는 항원이 침입한 점막에서 주로 형성되고 Fc부분은 조직에 있는 비만세포, 혈액 중의 호염기구와 결합하는 성질이 있으며 동일한 항원과 결합하게 되면 히스타민을 방출하여 과민반응을 일으킨다.

면역글로불린 중 비만세포와 호염구 표면에 있으면서 알레르기와 아나필락시스 반응에 기여하는 항체는?

① IgA　　② IgD　　③ IgE　　④ IgG　　⑤ IgM

✚ 문헌 Harrison's 내과학, 정담, 1997년, p.1673

0016

0016
• 제 I 형 과민반응은 anaphylactic type이라고 한다.

제 I 형 과민반응에 의한 자가면역성 질환으로 옳은 것은?

┃보기┃
가. 기관지천식　　　　나. 전신성 아나필락시스
다. 소화기 알레르기　　　　라. 알레르기성 비염

① 가, 나, 다　② 가, 다　③ 나, 라　④ 라　⑤ 가, 나, 다, 라

✚ 문헌 박희진 외, EMT기초의학, 현문사, 2005, p.508

0017

제2형 과민반응에 의한 대표적인 질환으로 옳은 것은?

┃ 보기 ┃

| 가. Rh 혈액형 부적합 임신 | 나. 약제 알레르기 |
| 다. 자가면역성 용혈반응 | 라. 기관지 천식 |

① 가, 나, 다   ② 가, 다   ③ 나, 라   ④ 라   ⑤ 가, 나, 다, 라

✢ 문헌 박희진 외, EMT기초의학, 현문사, 2005, p.508

0017

• 제2형 과민반응은 적혈구, 백혈구, 혈소판 등의 세포표면에 존재하는 항원에 항체와 보체가 작용해서 보체의존성 과민반응, 항체의존성 세포매개 독성반응, 항수용체 항체에 의한 반응 등 3가지 기전에 의해 세포상해를 일으킨다.

0018

체액성 면역글로불린의 종류로 옳지 않은 것은?

① IgA   ② IgB   ③ IgD   ④ IgG   ⑤ IgM

✢ 문헌 박희진 외, EMT기초의학, 현문사, 2010, p.512

0018

• 체액성 면역글로불린의 종류는 Gamed로 암기한다.

0019

후천성면역결핍증후군(AIDS)의 전파경로가 아닌 것은?

① 환자와의 성교   ② 환자혈액의 수혈   ③ 침구를 통한 접촉

④ 주사기 공동사용   ⑤ 감염모로부터 신생아의 수직감염

✢ 문헌 (사)한국응급구조학회, 현장응급처치학, 정담미디어, 2010, p.1356

0019

• 후천성면역결핍증후군(AIDS)는 사람면역결핍바이러스감염(HIV)에 의한 말기단계 질병이다.

순환장애

01 체액과 혈류 역동학

1) 부종(Edema)

부종은 세포와 세포 사이의 수분, 즉 사이질액(간질액)이 비정상적으로 증가하거나 인체의 빈공간, 즉 몸안(체강)내에 수분이 저류되어 있는 것을 의미한다.

(1) 부종의 발생기전(pathogenesis of edema)
- 정맥 정수압의 증가
  - 정맥유입의 장애(울혈성 심부전, 압박성 심낭염, 간경변증, 정맥폐쇄 혹은 협착)
  - 세동맥의 확장(가온, 신경 체액성분의 과다 혹은 감소)
- 혈장 콜로이드삼투압의 감소
  - 저단백혈증은 혈관내 삼투압을 감소시켜서 그 결과 조직에 부종이 일어난다.
  - 저단백혈증은 가장 심한 전신부종을 일으킨다.
- 나트륨의 정체(sodium retension) : 콩팥(신장), 심장의 기능이 저하되거나 염분을 많이 섭취하면 Na^+이 체내에 정체되어 혈액량이 증가하고 2차적으로 간질의 체액량도 증가한다.
- 림프계의 폐쇄
  - 염증, 종양, 수술 후, 방사선 조사 후에 잘 나타난다.
  - 폐쇄된 부분에 따라 제한적으로 국소적 부종이 발생한다.
- 혈관의 투과성 항진 : 화상이나 알레르기 반응 벌레에 쏘였을 때 염증 등에서 모세혈관의 투과성이 항진되어 부종이 일어난다.

(2) 전신부종(systemic edema)
- 주로 심장이나 콩팥(신장)의 기능저하 및 단백결핍성 영양실조로 인해 발생한다.
- 심성부종(cardiac edema) : 울혈성 심부전이 대표적인데 이것은 심박출량의 저하나 전신 정맥 쪽으로 혈액이 흘러넘침(backward failure)으로써 다음과 같은 기전으로 생긴 부종이다.
- 콩팥성(신성)부종(renal edema)
  - 토리(사구체)를 침범하는 여러 병변 및 세뇨관 상피 손상으로 인해 발생한다.
  - 혈정단백에 대한 토리(사구체)의 투과력이 증가하여 다량의 단백뇨가 배설되고 결국 혈청의 알부민이 감소된다.
  - 저알부민 혈증으로 인해 삼투압이 떨어짐에 따라 수분이 혈관내에서 사이질(간질)내로 이동하며 부종이 발생한다.
  - 특히 얼굴 눈꺼풀 주위에 생긴다.
- 국소부종으로는 정맥폐쇄성 부종, 염증성 부종, 림프관성 부종, 복수, 뇌부종, 폐부종, 심낭수종 등이 있다.

2) 혈액 순환장애

(1) 허혈(ischemia)
- 신체 한 부분에 혈액공급이 감소되거나 단절된 상태로 산소와 영양공급이 감소되며 유해한 대사산물이 축적된다.
- 원인
  - 동맥경화증, 동맥염 등에 의해 내강이 좁아지거나 혈전증, 색전증에 의한 혈관 폐쇄, 종양 등에 의함
- 관상동맥 혈류차단으로 심근허혈이 유발된 환자의 심근세포 변화
  - 사립체(mitochondria)가 가장 먼저 손상된다.
  - 글리코겐을 이용하여 에너지원을 생산한다.
  - 유산(lactic acid)이 축적된다.
  - 세포종창이 유발된다.

(2) 충혈(hyperemia)

- 발생기전 : 교감신경 자극 또는 염증시에 유리되는 혈관 활성물질에 의한다.
- 조직이나 장기로 유입되는 국소혈관이 확대되어 그 부위에 혈액량이 증가되는 상태로 세동맥이나 모세혈관의 확대가 주된 변화이다.
- 충혈을 일으키는 부위는 산소함량이 많은 혈액이 증가하므로 선홍색이며 온도가 상승되어 맥박을 인식할 수 있다.

(3) 울혈(congestion)
- 정맥혈의 배출이 장애를 받아 조직내에 혈액이 증가되어 정체된 현상으로 산소함량이 감소하여 청색증이 나타난다.
- 수동적인 과정을 거치며 정맥에 잘 발생한다.
- 좌심실부전에서는 허파(폐)에서만 울혈이 나타나고 우심실부전에서는 허파(폐)는 정상이지만 전신적으로 울혈이 나타난다.
- 침범된 장기는 암적색으로 변하며 심부전으로 인해 전신에 울혈이 오며 이때는 부종이 잘 동반된다.
- 국소적 울혈은 정맥이 외부로부터 압박을 받거나 혈전, 정맥염 등으로 내강이 좁아지거나 눌리는 경우에 발생한다.
- 전신적 울혈은 심장과 허파(폐)질환이 있을 때 동반되는데 순환하는 모든 혈액은 이 장기를 거쳐야 하기 때문이다.
- 만성 울혈시에는 장기가 커지고 섬유화로 굳어진다.

(4) 혈전증(thrombosis)
- 혈관이나 심장내에는 항상 혈액이 응고되지 않은 상태로 흐르고 있다. 심장이나 혈관내에 혈액이 응고되어 덩어리(응혈괴)를 형성하는 것을 혈전증이라 하며 응혈괴를 혈전(thrombus)이라 한다.
- 혈전 형성에 영향을 미치는 소인
  - 혈관내피의 손상
  - 혈류의 변화
  - 혈액응고 인자의 변화
- 혈전의 성분 : 섬유소, 혈소판, 적혈구, 백혈구 등
- 혈전의 형태
  - 백색혈전 : 혈관벽에 먼저 혈소판의 유착이 일어나고 그 위에 백혈구가 부착되어 층상구조를 이룬다.

- 적색혈전 : 혈액응고 같은 기전에 의해 일어나고 석출된 섬유소망 중에 다수의 혈구가 엉겨 있다.
  - 혼합혈전
- 호발부위는 심방, 심실, 동맥, 정맥, 모세혈관 등 심혈관계의 어느 곳이나 생길 수 있다.
  - 정맥혈전증 : 대부분 폐쇄성이며 다리의 표재정맥이나 심부정맥에서 잘 발생한다.
  - 동맥혈전증 : 심근경색증, 심한 죽상경화증이나 대동맥 및 기타 동맥의 동맥류성 확장이 있는 환자에게서 잘 발생한다.

(5) 색전증(embolism)
- 색전은 혈관내에 떨어져 나온 고형물질, 액체성분 또는 기체성분으로 구성된 덩어리이며 이는 처음 생겼던 장소에서 떨어져 나와 다른 장소로 이동되어진다.
- 색전증의 99% 이상은 혈전색전이며 지방, 이물질, 공기 방울, 질소, 뼈조각, 종양조직편 등이 있다.
- 폐색전증(pulmonary embolism)
  - 95% 이상은 정맥성 혈전에 의해 발생되는데, 특히 오금(슬와)정맥, 넙다리(대퇴)정맥, 엉덩뼈(장골)정맥 등의 수술부위나 압박부위 등에서 형성된 혈전에 의해 발생되는 경우가 많다.
  - 작은 색전들이 허파(폐)동맥을 따라 분지로 운반되어 폐쇄될 경우에는 허파(폐) 경색증이 발생되고 중등정도의 허파(폐)동맥이 폐쇄되면 경색보다도 허파(폐)출혈이 일어날 수도 있다.
- 전신성 색전증(systemic embolism)
  - 좌심방, 좌심실, 대동맥, 중동맥 등에서 형성되는 어떤 물질에 의해 발생되며 심장내의 혈전의 원인은 주로 심근경색이나 류머티스성 심내막염에 의해 형성된다.
  - 주로 다리(하지), 뇌, 배(복부) 내의 각종 장기, 팔(상지) 등에서 발생한다.
- 공기색전증(air embolism)
  - 혈관내에 공기나 질소가스가 있어서 혈행장애를 일으키는 경우로 해녀들에서 많이 볼 수 있으며 수술이나 외상 때 손상을 받아 다량의 공기가 유입되어 발생하기도 한다.
  - 무릎관절 등에 심한 통증이 있다.
  - 적은 양의 공기는 흡수되지만 100cc 이상의 공기

는 색전을 형성하여 허파(폐)나 뇌혈관 등을 폐쇄할
수 있다.
- 양수색전증(amniotic fluid embolism)
 - 분만중이나 분만직후에 양수가 산모의 정맥내로 유
입되어 발생한다.
 - 갑작스런 호흡곤란과 청색증을 보이다가 심혈관계
쇼크, 발작과 함께 혼수에 빠지기도 한다.
- 지방색전증(fat embolism) : 황색골수로 된 뼈(골)의
골절이나 지방조직의 심한 외상 후에 점진적인 허파
(폐)부전증, 정신력 저하와 함께 신부전증을 초래하는
것이다.

(6) 경색증(infarction)
- 경색은 동맥혈의 공급이나 정맥혈의 순환이 갑자기
장애를 받아 장기나 조직이 일부에 허혈성 괴사를 일
으킨 것을 의미한다.
- 경색의 원인은 대부분이 혈전증이나 색전증이며 동맥
혈이 차단된 경우가 더 많다.
- 경색을 잘 일으키는 장기는 지라(비장), 콩팥(신장), 허
파(폐), 심장 및 뇌 등이다.
- 유발인자
 - 혈중 산소분압의 저하
 - 동맥혈 공급의 유형
 - 동맥폐쇄가 일어나는 속도
 - 저산소증에 대한 조직의 취약성
① 백색경색증(white infarction)의 특성
- 혈소판이 혈관벽에 유착되어 주로 동맥상류부의 폐쇄
에 의해 발생한다.
- 고형조직에서 동맥 순환이 차단될 때 일시적으로 충
혈되었다가 회백색 경색을 보인다.
- 고체(충실)조직(solid tissue)에 발생된다.
- 잘 침범되는 장기는 심장, 지라(비장), 콩팥(신장) 등
이다.
② 적색경색증(red infarction)의 특성
- 정맥의 폐쇄로 생기며
- 소성조직(loose tissue)에 발생되며
- 혈액이 이중으로 공급되는 장기에 호발하고
- 경색전에 울혈되어 있는 조직에 생긴다.
- 잘 생기는 장소는 폐장이며, 가끔 작은창자(소장)에서
도 발생한다.

③ 패혈성 경색 : 경색이 있는 병소에 세균이 존재하는
것으로 허혈성 괴사가 발생하기 전에 이 병소에 세
균 감염이 있었음을 뜻한다.
④ 무균성 경색 : 경색 병소내에 세균이 존재하지 않는
경우

(7) 쇼크(shock)
① 발생기전
- 혈액량의 감소
- 심박출량의 감소
- 혈액 재분포의 이상 등으로 초래되어 순환혈액이 충
분치 못하게 된 상태
- 이로 인해 세포와 조직의 혈액공급에 이상이 온 것이다.
② 쇼크의 병태생리학적 분류
- 심인성 쇼크 : 심근자체의 손상, 외압 혹은 유출로 폐
쇄에 의한 심근 펌프기능 부전
 (심근 경색증, 심장 파열, 부정맥, 심장 탐포나데)
- 저체액성 쇼크 : 화상이나 심한 구토, 설사 등으로 다
량의 체액이 소실되거나 혈장량 부족과 전해질 불균
형을 초래할 때 발생
- 출혈성 쇼크 : 심한 출혈에 의한 쇼크
- 패혈성 쇼크 : 말초혈관 확장 및 혈액저류, 세포막 상
해, 내피세포 상해 및 파종성 혈관내 응고
 (심한 세균감염, 그람음성균 패혈증, 그람양성균 패
혈증)
- 신경성 쇼크
 - 약물치료와 척수마취가 원인일 수 있다.
 - 전반적인 혈관확장으로 발생
 - 혈관수축제와 같은 약물치료를 한다.
③ 쇼크의 임상적 경과
- 발생 초기에는 환자의 뇌 및 심장의 변화가 중요하며
이후에는 대사성산증에 빠지게 되고 전해질의 장애가
오며 호흡곤란이 동반된다.
- 이 시기가 지난 환자는 임상적으로 위험한 2단계에
들어가는데 이는 주로 콩팥(신장)의 기능장애이다.
- 보통 2~6일 사이에 소변감소증(핍뇨 oliguria)이 출
현되며 이는 수일에서 수주 동안 지속된다.
- 3단계에 들어서면 1일 3L 정도의 소변이 나오게 된
다. 이 시기에는 외부로부터 감염이 잘 된다.
- 쇼크는 원인에 따라 예후가 달라서 저혈량성 쇼크와

신경성 쇼크는 예후가 좋아 사망률이 10% 정도이며, 심인성 쇼크는 사망률이 30~60% 정도이며, 패혈성 쇼크는 40~50%의 사망률을 나타낸다.

• 벌에 쏘인 경우와 같은 과민성 쇼크의 혈관계 반응은 혈관확장에 의해 순환용량이 증가하고 모세혈관의 투과도가 증가한다.

0001

• 간경변증과 같은 광범위한 간질환이 있을 때 혈장단백 합성이 감소되어 부종이 발생한다.

0001

부종의 발생기전으로 옳은 것은?

| 보기 |

가. 정수압의 증가   나. 혈장삼투압의 감소
다. Na^+의 정체   라. 혈장단백합성의 증가

① 가, 나, 다   ② 가, 다   ③ 나, 라   ④ 라   ⑤ 가, 나, 다, 라

✛ **문헌** 이한기 외, 병리학, 수문사, 2005, p.107

0002

• 소모성 부종이라고도 한다.

0002

주로 저단백혈증에 의해 일어나는 부종은?

① 기계적 부종   ② 염증성 부종   ③ 신성 부종

④ 악액질성 부종   ⑤ 화학적 부종

✛ **문헌** 이한기 외, 병리학, 수문사, 2005, p.108

0003

• 심장의 발생, 발육단계에서 형성이상으로 심장기형이 나타난다. 단락이 있는 것은 심방중격결손증, Botallo관 개존증 등이 있으며, 단락이 거의 없는 것은 폐동맥판협착, 대동맥판협착, 삼첨판협착, 대혈관 전이 등이 있다. 이 외에 팔로(Fallot)의 4징후가 있다.

0003

팔로(Fallot)의 4징후로 옳은 것은?

| 보기 |

가. 심실중격결손   나. 우심실비대
다. 대동맥 기시부의 우측전이   라. 폐동맥협착

① 가, 나, 다   ② 가, 다   ③ 나, 라   ④ 라   ⑤ 가, 나, 다, 라

✛ **문헌** 이한기 외, 병리학, 수문사, 2005, p.226

0004

• 고도의 신체운동을 할 경우 특히, 심근비대가 있는 경우 잘 발생한다.

0004

다음과 같은 특징을 나타내는 순환장애로 옳은 것은?

| 보기 |

• 심근대사에 필요한 산소부족으로 발생
• 허혈에 의한 갑작스런 흉통발생
• 경색은 동반되지 않는다.

① 심내막염   ② 동맥류   ③ 협심증   ④ 승모판협착증   ⑤ 동맥경화증

✛ **문헌** 이한기 외, 병리학, 수문사, 2005, p.227

0005

다음과 같은 특징을 보이는 혈관장애로 옳은 것은?

┃보기┃
- 뇌동맥의 협착이나 폐색으로 인해 뇌조직이 괴사를 일으키는 상태.
- 빈혈성이나 출혈성을 보이기도 한다.
- 편마비, 편측감각장애, 실어증 등의 증상을 보인다.

① 뇌출혈　　　② 뇌경색　　　③ 지주막하 출혈　　④ 알츠하이머병　⑤ 파킨슨병

✚ 문헌　이한기 외, 병리학, 수문사, 2005, p.249

0006

윌리스동맥륜(circle of Willis)을 형성하는 뇌저부의 동맥파열과 관련이 있는 두개강내 출혈로 옳은 것은?

① 뇌피질출혈　　　　　② 연막출혈　　　　　　③ 지주막하 출혈
④ 경막출혈　　　　　　⑤ 뇌실질출혈

✚ 문헌　이한기 외, 병리학, 수문사, 2005, p.250

0007

다음과 같은 특징을 나타내는 빈혈로 옳은 것은?

┃보기┃
- 적혈구의 파괴속도가 증가한다.　　　• 벤젠에 노출되어 초래될 수도 있다.
- Rh인자의 항원－항체반응과 연관될 수 있다.

① 악성빈혈　　　　　　② 용혈성빈혈　　　　　③ 철결핍성빈혈
④ 출혈성빈혈　　　　　⑤ 재생불량성빈혈

✚ 문헌　박희진 외, 알기쉬운 병리학, 메디컬코리아, 2007, p.91

0008

다음과 같은 특징을 나타내는 빈혈로 옳은 것은?

┃보기┃
- 비정상적인 낫 모양의 적혈구를 형성한다.　• 말라리아에 대해 방어기전이 있다.
- Rh인자의 항원－항체반응과 연관될 수 있다.

① 엽산결핍성빈혈　　　② 겸상적혈구빈혈　　　③ 철결핍성빈혈
④ 출혈성빈혈　　　　　⑤ 재생불량성빈혈

✚ 문헌　박희진 외, 알기쉬운 병리학, 메디컬코리아, 2007, p.91

0005
- 국소허혈이 심할 경우 빈혈성 경색을 일으키고, 측부순환에 의해 재혈류가 진행되면 혈관벽에 출혈이 발생하여 출혈성 경색이 된다.

0006
- 윌리스동맥륜(circle of Willis)을 형성하는 뇌저부의 동맥에 수mm에서 수cm의 낭상동맥류가 생겨 이것이 파열되어 뇌저부를 중심으로 지주막하강에 출혈이 확산된다. 파리동맥류의 85% 정도는 윌리스동맥륜(circle of Willis)의 앞부위에서 발생한다.

0007
- 용혈성빈혈은 자신의 적혈구를 파괴하도록 하는 면역계통의 장애로 발생할 수도 있으며, 아스피린과 페니실린 등을 포함한 약물로 인해 발생할 수도 있다.

0008
- 말라리아원충은 겸상적혈구에서 성장하지 못하므로, 이 환자는 말라리아에 걸리지 않는 잇점이 있다.

해설

0009

• 혈우병은 X 염색체 하나에 이상 유전자를 보유한 엄마로부터 아들에게서 발생하며, 혈액응고에 관여하는 혈장단백질이 없다.

0010

• 보통 사지에 발병하며, 림프관조영술로 진단한다.

0011

• 심장동맥 : 즉 관상동맥심장질환으로 심근경색이나 심장발작을 일으킨다.
• 대뇌동맥 : 뇌중풍이라는 뇌혈관질환을 일으킨다.
• 대동맥 : 동맥류를 일으킬 수 있다.
• 말초동맥 : 말초혈관질환을 유발한다.

0012

• 주머니형, 방추형, 박리형 등이 있다.

0009

다음과 같은 특징을 나타내는 조혈기관의 장애로 옳은 것은?

┃보기┃
• X 염색체를 통한 반성유전을 한다.   • 혈액응고에 관여하는 혈장단백질이 없다.
• 조그만 손상에도 지속적인 출혈을 한다.

① 혈소판 감소증   ② 파종성 혈관내 응고증후군   ③ 지중해 빈혈
④ 호지킨 병   ⑤ 혈우병

✛ 문헌 박희진 외, 알기쉬운 병리학, 메디컬코리아, 2007, p.96

0010

다음과 같은 원인으로 발생하는 림프계 질환으로 옳은 것은?

┃보기┃
• 림프액의 비정상적인 축적   • 림프관의 폐쇄
• 모세혈관 정수압의 상승으로 인한 간질액의 과도한 생성

① 림프절염   ② 림프관염   ③ 림프부종   ④ 림프종   ⑤ 림프종양 육아종증

✛ 문헌 박희진 외, 알기쉬운 병리학, 메디컬코리아, 2007, p.130

0011

죽상동맥경화증이 주로 발생하는 혈관으로 옳은 것은?

┃보기┃
가. 심장동맥   나. 대뇌동맥   다. 대동맥   라. 말초동맥

①가, 나, 다   ②가, 다   ③나, 라   ④라   ⑤가, 나, 다, 라

✛ 문헌 박희진 외, 알기쉬운 병리학, 메디컬코리아, 2007, p.145

0012

동맥류를 설명한 것으로 옳은 것은?

┃보기┃
가. 동맥벽이 약해져서 혈관이 부풀어 오른 상태
나. 죽상경화판에 의해 혈관이 폐색된 상태
다. 동맥벽이 약해져서 혈관이 파열된 상태
라. 동맥혈관이 좁아진 상태

①가, 나, 다   ②가, 다   ③나, 라   ④라   ⑤가, 나, 다, 라

✛ 문헌 박희진 외, 알기쉬운 병리학, 메디컬코리아, 2007, p.147

해·설

0013

심근경색증의 발생원인으로 옳은 것은?

┃ 보기 ┃

> 가. 심근내벽에 염증이 발생했을 때 나. 심근이 탄성을 잃고 두꺼워 졌을 때
> 다. 관상동맥혈압이 높아졌을 때 라. 심근이 충분한 산소를 얻지 못할 때

① 가, 나, 다 ② 가, 다 ③ 나, 라 ④ 라 ⑤ 가, 나, 다, 라

✛ 문헌 박희진 외, 알기쉬운 병리학, 메디컬코리아, 2007, p.150

0013
• 심근경색증은 혈액공급부족이나 필요산소량의 증가, 또는 이 두 가지 등으로 인해 심근이 충분한 산소를 얻지 못할 때 발생한다.

0014

심근경색증 발생시 응급처치 방법으로 옳은 것은?

┃ 보기 ┃

> 가. 호흡곤란을 경감시킨다. 나. 심장의 작업량을 감소시킨다.
> 다. 환자를 앙와위로 눕힌다. 라. 필요시 심폐소생술을 실시한다.

① 가, 나, 다 ② 가, 다 ③ 나, 라 ④ 라 ⑤ 가, 나, 다, 라

✛ 문헌 박희진 외, 알기쉬운 병리학, 메디컬코리아, 2007, p.150

0014
• 쇼크를 예방하고, 호흡기능 증가를 위해 옷을 느슨하게 해준다. 의학적 치료에는 산소조절과 투약을 하며 부정맥 치료 등을 한다.

0015

부종의 발생기전으로 옳은 것은?

┃ 보기 ┃

> 가. 정맥 정수압의 증가 나. 혈관의 투과성 항진
> 다. 나트륨의 정체 라. 림프관의 폐쇄

① 가, 나, 다 ② 가, 다 ③ 나, 라 ④ 라 ⑤ 가, 나, 다, 라

✛ 문헌 김본원 외, 알기쉬운 병리학, 현문사, 2006, p.131

0015
• 정맥 정수압의 증가 : 정수압이 증가하면 여과압도 증가하고 혈관으로부터 간질조직으로 혈액내 액성성분의 유출이 증가하여 부종이 발생한다.
• 혈관의 투과성 항진 : 급성염증이나 알레르기반응으로 모세혈관의 투과성이 항진되고 혈관확장에 의해 정수압이 증가함으로 삼출액이 조직내에 저류하여 국소적 부종이 발생한다.
• 나트륨의 정체 : 나트륨정체로 혈액량이 증가하고 2차적으로 간질의 체액량도 증가한다.
• 림프관의 폐쇄 : 림프관의 폐색에 의해 발생한 부종을 림프부종이라 한다.

0016

46세 중년 여인의 혈액 순환장애를 진단한 결과 소견이 다음과 같았다. 이 여인이 보이고 있는 증상으로 옳은 것은?

┃ 보기 ┃

> • 20세부터 해녀로 일을 했다.
> • 질소가스 기포가 혈관을 폐쇄시켰다.
> • 무릎관절의 심한 통증을 호소하였다.

① 공기색전증 ② 지방색전증 ③ 백색경색증

④ 적색경색증 ⑤ 정맥성색전증

✛ 문헌 김본원 외, 알기쉬운 병리학, 현문사, 2006, p.123

0016
• 잠수, 정맥주사, 인공기흉술 등으로 혈관안에 기포가 발생한 현상을 공기색전증이라 한다.

해설

0017

• 뇌혈전 : 뇌동맥 내에서의 혈액성분의
응집
• 뇌색전 : 혈전이나 동맥관에서 떨어져
나온 작은 조각에 의한 혈관의 폐쇄
• 뇌출혈 : 뇌조직내 혈관의 파괴

0018

• 팔로 4징은 가장 심각한 선천성 심장
결손이다. 팔로 4징을 가지고 있는 어
린이들은 몸이 파랗다. 청색증은 나이
가 들수록 증가하고 손, 발가락의 곤봉
증이 나타난다.

0019

• 팔로(Fallot) 4징후는 청색증을 동반하
는 선천성 심질환 중에서 가장 흔한 질
환이다.

0020

• 파열되지 않은 심맥관계내에 혈전이 생
기면 혈류감소나 차단으로 장기나 조직
에 허혈성 손상이 발생하고, 혈전의 일부
나 전부가 떨어져 나와 색전을 형성한다.

0017

뇌에 혈액감소나 혈류감소를 일으키는 원인으로 옳은 것은?

| 보기 |

가. 뇌혈전　　　　나. 뇌색전　　　　다. 뇌출혈　　　　라. 뇌성마비

① 가, 나, 다　　② 가, 다　　③ 나, 라　　④ 라　　⑤ 가, 나, 다, 라

✛ 문헌 박희진 외, 알기쉬운 병리학, 메디컬코리아, 2007, p.343

0018

선천성 심장 결손인 팔로 4징으로 옳은 것은?

| 보기 |

가. 허파동맥판 협착　　　　　　　나. 오른심실 비대
다. 심실중격결손　　　　　　　　라. 대동맥의 비정상 위치

① 가, 나, 다　　② 가, 다　　③ 나, 라　　④ 라　　⑤ 가, 나, 다, 라

✛ 문헌 박희진 외, 알기쉬운 병리학, 메디컬코리아, 2007, p.422

0019

Fallot 4징후가 아닌 것은?

① 고위심실 중격결손　　　② 폐동맥 협착　　　③ 대동맥 우방전위

④ 좌심실 비대　　　⑤ 우심실 비대

✛ 문헌 박희진 외, EMT기초의학, 2005, p.549

0020

'혈전증(thrombosis)'을 설명한 것으로 옳은 것은?

① 혈액이 혈관 밖으로 나가는 현상

② 정맥혈의 유출이 잘 되지 않아 혈액량이 증가된 상태

③ 혈액이 생체의 심혈관내에서 응고되어 덩어리를 형성하는 것

④ 심혈관계의 허탈로 순환혈액이 부족하여 발생하는 조직관류의 이상

⑤ 장기나 조직의 국소적인 허혈성 괴사

✛ 문헌 김본원 외, 알기쉬운 병리학, 현문사, 2006, p.118

0021

'색전증(embolism)'을 설명한 것으로 옳은 것은?

① 혈액이 혈관 밖으로 나가는 현상

② 신체의 한 국소에 혈액공급이 감소되거나 단절된 상태

③ 정맥혈의 유출이 잘 되지 않아 혈액량이 증가된 상태

④ 혈관내에 이물이 혈류를 따라 순환하다가 혈관을 폐쇄시키는 것

⑤ 장기나 조직의 국소적인 허혈성 괴사

✛ 문헌 김본원 외, 알기쉬운 병리학, 현문사, 2006, p.122

0021
• 색전의 99%가 혈전에서 유래되며 이런 경우 혈전색전증이라고 한다.

0022

혈소판이 혈관벽에 유착되며 주로 동맥의 상류부 폐쇄에 의해 발생하는 혈액 순환장애로 옳은 것은?

① 적색경색증　　② 백색경색증　　③ 혼합혈전증

④ 지방색전증　　⑤ 공기색전증

✛ 문헌 김본원 외, 알기쉬운 병리학, 현문사, 2006, p.124

0022
• 동맥혈이 차단되어 혈류량이 줄어들 때 조직은 붉은빛을 잃고 창백해지는데 이를 백색경색이라고 한다.

0023

다음과 같은 특징을 갖는 심장질환으로 옳은 것은?

보기
- 병인 : 혈액 부족이나 산소부족으로 주로 좌심실에서 발생
- 증상 : 발한과 메스꺼움을 동반한 흉통, 관련통, 혈관에 황소눈알 같은 모양이 발생하기도 함
- 예방 : 식이요법, 금연, 운동

① 협심증　　② 심근경색증　　③ 심장압전

④ 울혈성 심부전　　⑤ 류마치스성 심장병

✛ 문헌 박희진 외, 알기쉬운 병리학, 메디컬코리아, 2007, p.150

0023
• 혈액공급의 감소는 대부분 관상동맥의 죽상동맥 경화관 질환으로 초래된다.

0024

심장동맥의 장애로 일시적 심근허혈상태가 발생하고 흉골 뒤쪽부분에 중압감과 통증이 오는 질환으로 옳은 것은?

① 급성심장동맥증후군　　② 죽상경화증　　③ 협심증

④ 뇌졸중　　⑤ 심방조동

✛ 문헌 (사)한국응급구조학회, 현장응급처치학, 정담미디어, 2010, p.1012

0024
• 협심증은 심근의 산소요구량에 비해 산소공급이 불충분할 때 발생한다.

해설

25
• 죽상동맥경화증은 동맥벽에 지방이 침착되는 등 혈관벽이 좁아져 일어나고 고혈압, 스트레스, 흡연, 당뇨 등이 원인이다.

0025

고혈압, 스트레스, 흡연, 당뇨 등이 원인으로 동맥벽에 지방이 침착되어 일어나고 혈관의 내강이 좁아진 질환은?

① 급성심장동맥증후군　　　② 협심증　　　　　　　③ 뇌졸중

④ 죽상동맥경화증　　　　　⑤ 심방조동

　✛ 문헌　(사)한국응급구조학회, 현장응급처치학, 정담미디어, 2010, p.1010

26
• 혈류의 감소로 인한 뇌조직의 위축과 세포사가 원인인 경우는 혈관성 치매이다.

0026

알츠하이머(Alzheimer) 질환과 관련이 있는 것은?

▎보기▎

　가. 신경원 또는 뇌세포의 소실로 인한 정신능력 상실
　나. 나이가 증가함에 따라 발생율이 높다
　다. 의미 없는 단어를 사용하고 문장을 만들지 못한다.
　라. 혈류의 감소로 인한 뇌조직의 위축이 원인이다.

① 가, 나, 다　　② 가, 다　　　　③ 나, 라　　　　④ 라　　　　⑤ 가, 나, 다, 라

　✛ 문헌　박희진 외, 알기쉬운 병리학, 메디컬코리아, 2007, p.350

27
• 제II형 과민반응은 적혈구, 백혈구, 혈소판 등의 세포 표면에 존재하는 항원에 항체와 보체가 작용해서 보체의존성 과민반응, 항체의존성 세포매개 독성반응, 항수용체 항체에 의한 반응 등 3가지 기전에 의해 세포상해를 일으킨다.

0027

제II형 과민반응에 의한 대표적인 질환으로 옳은 것은?

▎보기▎

　가. Rh 혈액형 부적합 임신　　　　나. 약제 알레르기
　다. 자가면역성 용혈반응　　　　　라. 기관지 천식

① 가, 나, 다　　② 가, 다　　　　③ 나, 라　　　　④ 라　　　　⑤ 가, 나, 다, 라

　✛ 문헌　박희진 외, FMT기초의학, 현문사, 2005, p.500

유전성 질환

01 발생요인

- 유전적 요인(선천성 대사이상, 혈우병, 다운증후군 등)
- 환경적 요인(사고 손상, 미생물 감염 등)
- 유전적 요인과 환경적 요인의 상호작용(입술갈림증(토순), 날문협착(유문협착), 고혈압 등)

02 유전적 요인에 의한 이상

1) 염색체 이상

- 염색체 구조의 변화, 즉 결손, 역위, 전좌, 중복 등으로 나타난다.
- 정상염색체 수보다 하나 적은 경우는 홑염색체(단체성 monosomy)성이라 하고 하나 많은 경우는 세염색체 (삼체성 trisomy)성이라 한다.

2) 상염색체 이상(Autosomal aberrations)

⑴ Down증후군(trisomy 21, mongolism)
- 이는 염색체 이상증후군 중 가장 흔한 것으로 상염색체를 침범하는 질환이며 90% 이상이 21 세염색체(삼체)성으로 47개의 염색체를 갖는다.
- 산모의 연령이 가장 중요한 발생인자로 알려져 있는데 산모 연령이 35세가 넘으면 발생빈도가 급속히 증가한다.
- 임상적으로 둥글고 납작한 얼굴형과 외상방으로 경사진 눈꼬리 및 내안각 췌피 등의 소견이 몽고인과 유사하여 과거에는 몽고증 또는 몽고인 백치 등으로 불리웠다.
- 예후는 불확실하나 40%는 10세 이전에 사망하고 대부분 감염이나 심장질환이 조기 사망의 중요 원인이 된다.

⑵ Patau's syndrome(trisomy 13)
입술갈림증(토순과 구개파열), 손발가락과다증(다지증), 눈의 기형, 정신지체 등이 나타나며 1/15,000 정도의 빈도로 나타나 조기 사망한다.

⑶ Edward's syndrome(trisomy 18)
근긴장 증가, 저체중, 뒤통수뼈(후두골) 돌출, 소안증, 작은 변형된 귀, 양안 격리, 손가락 기형, 성장장애 등이 나타나고 발생빈도는 1/5,000 정도이다.

⑷ 고양이울음증후군(cat crying syndrome)
- 5번 염색체의 단완이 소실되어 나타나며 1/50,000~ 100,000정도로 나타난다.
- 고양이 소리처럼 울고 두부 크기가 작으며 양안 격리증, 성장장애가 나타나고 정신지체가 심하며 나이가 들수록 심해진다.

3) 성염색체 이상(Abnormalities of sex chromosomes)

⑴ 클라인펠터증후군(klinefelter's syndrome)
- 성염색체를 침범하는 유전성 질환 중 가장 흔하며 모든 염색체 이상 증후군 중 Down증후군 다음으로 많다.
- 대부분의 핵형이 47-XXY(93%)이며 48-XXXY, 48-XXYY, 49-XXXXY도 있을 수 있다.
- 발생빈도는 생존 남아 850명당 1명으로 비교적 흔히 볼 수 있고 중증도의 지능 발육 지연을 동반한다.
- 키가 크고, 특히 팔다리(사지)가 길며, 전신의 근육 및 뼈대(골격)가 환관양이며 부인형 유방과 고환 발육부전 및 원발성 불임증을 수반하며 남성의 2차 성징이 없다.

⑵ 터너증후군(turner's syndrome)
- 일반적으로 45-X 핵형으로 이때는 3%만이 생존 가능하며 또한 출생 후 신생아 사망률이 높다.
- 사춘기에 2차 성징발현이 결여되고 외부생식기는 영아의 것과 같고 유방발육이 부진하며 치모는 거의 없다.
- 지능 발육은 일반적으로 정상이나 소수에서 지능저하를 보인다.
- 임신 중 기형형성은 주로 수정 후 100일 이내에 형성된다.

(3) 반음양과 가성반음양

- 참남녀중간몸증(진성반음양 true hermaphroditism)은 난소와 고환조직을 동시에 가지고 있으며, 한측에 고환이 있고 반대측에 난소가 있을 수 있으며, 난소와 고환조직이 한측에 서로 복합되어 있는 난소고환의 형태를 취할 수도 있다.
- 거짓남녀중간몸증(가성반음양 pseudohermaphroditism)은 표현형과 생식선이 다르다. 여성 거짓남녀중간몸증(가성반음양)은 난소는 있으나 외부생식기가 남성이며 남성 거짓남녀중간몸증(가성반음양)은 고환조직이 있으나 외부생식기가 여성인 경우이나.

03 단인자와 다인자 유전성 질환

1) 단인자 유전병(Monomeric disorder)

(1) 상염색체성 우성 유전병(autosomal dominant disorder)

- 이형접합체(heterozygote)일 때 발현하며 동형접합체(homozygote)의 대부분은 사산하던가 조기 사망한다.
- 누대 발현으로 발현율은 각 세대 모두 50%이다.
- 가계도 상에서는 단발성, 격세의 형으로 나타난다.
- 열성 유전병에 비해 증상의 발현이 늦다.
- 나타날 수 있는 주요 질병은 선천성 근긴장증, 다발성 외골종증, 바다표범발증(단지증), 밤소경증(야맹증), 망막아종, 신경섬유종증 등이 있다.

(2) 상염색체성 열성 유전병(autosomal recessive disorder)

- 양친이 근친결혼을 할 경우에 나타날 가능이 크다.
- 대다수의 양친은 정상
- 이형접합체끼리의 양친에서 태어난 자녀에게는 동형접합체인 경우 이상형질이 나타나기 때문에 발현율은 25%이다.
- 양친이 모두 환자인 경우에는 모든 자녀에게 발현한다.
- 부모의 한쪽이 환자이고 다른 한쪽이 정상 동형접합체라면 자녀는 정상이고 이형접합체라면 발현율은 50%이다.
- 나타날 수 있는 주요 질병은 선천성 대사이상, 지질 대사이상, 당질 대사이상, 단백 아미노산 대사이상, 작은머리증(소두증 microcephaly), 농아, 부신성기증후군, 낭포성 이자섬유증 등이 있다.

(3) 반성 열성 유전병(X-linked recessive disorder)

- X염색체상에 유전인자가 자리잡고 있다.
- 환자는 남성에게 많다.
- 형질의 유전방식은 불연속적이다.
- 남성환자의 모친은 보인자로서 정상으로 나타난다.
- 나타날 수 있는 주요 질병은 혈우병, 적록색맹, 소안증, 무감마 글로불린혈증, 콩팥성(신성) 요붕증 등이다.

2) 다인자 유전병(Multifactorial disorder)

- 다수의 유전적 요인과 환경적 요인의 상호작용의 총화가 어느 역치를 넘었을 때 이상형질이 나타난다.
- 생활습관을 개선함으로써 예방할 수 있다.
- 나타날 수 있는 주요 질병은 고혈압, 통풍, 콩팥돌(신결석), 분열증, 조울증, 샘창사(십이지장) 궤양 등이 있다.

0001

만성 골수구성 백혈병과 관련이 있는 염색체로 옳은 것은?

① 18번   ② 20번   ③ 22번   ④ X   ⑤ Y

✢ 문헌 이한기 외, 병리학, 수문사, 2005, p.87

0002

터너증후군의 성염색체 형태로 옳은 것은?

① XO   ② XXX   ③ XYY   ④ XXY   ⑤ YO

✢ 문헌 이한기 외, 병리학, 수문사, 2005, p.184

0003

클라인펠터증후군의 성염색체 형태로 옳은 것은?

① XO   ② XXX   ③ XXY   ④ XXYY   ⑤ YO

✢ 문헌 이한기 외, 병리학, 수문사, 2005, p.184

0004

염색체 이상을 일으킬 수 있는 요인으로 옳은 것은?

┃ 보기 ┃

| 가. 방사선 조사 | 나. 바이러스 | 다. 화학물질 | 라. 면역학적 손상 |

① 가, 나, 다   ② 가, 다   ③ 나, 라   ④ 라   ⑤ 가, 나, 다, 라

✢ 문헌 이한기 외, 병리학, 수문사, 2005, p.187

해설

0001

• 만성 골수구성 백혈병환자의 골수세포에 필라델피아(Philadelphia)염색체가 존재한다. 필라델피아염색체는 장완의 단축을 특징으로 하는 22번 염색체의 이상이다.

0002

• XO 염색체를 가진 터너증후군은 정신 및 성장장애가 있고 뇌가 작으며 안면이상, 고양이 소리 울음을 한다.

0003

• 염색체를 가진 클라인펠터증후군은 고환은 있으나 사춘기 이후에도 기능적으로 미숙하고 남자로서의 2차 성징이 없다.

0004

• 방사선을 생식기에 조사하면 염색체 이상을 일으킬 수 있으며, 바이러스는 염색체 병소를 유도하고, 여러 가지 화학물질은 포유동물에서 다양한 염색체 이상을 일으킨다. 모체의 변형된 면역기전도 염색체 이상을 일으킨다.

0005
• 출생 시 난소는 비정상이거나 없다. 사춘기 때 2차 성징이 나타나지 않는다.

0005

터너증후군(Turner's syndrome)을 보이는 환자의 염색체 구성으로 옳은 것은?

① X   ② XX   ③ XXX   ④ XYY   ⑤ XXY

❖ 문헌 박희진 외, 알기쉬운 병리학, 메디컬코리아, 2007, p.427

0006
• 비정상적으로 작은 음경과 고환, 확장된 가슴, 미발달된 근육, 비정상적인 지능을 갖는다.

0006

클라인펠터증후군(Klinefelter's syndrome)을 보이는 환자의 염색체 구성으로 옳은 것은?

① X   ② XX   ③ XXX   ④ XYY   ⑤ XXY

❖ 문헌 박희진 외, 알기쉬운 병리학, 메디컬코리아, 2007, p.427

0007
• 21번째 염색체가 3개인 경우이다.

0007

다운증후군(Down syndrome)을 나타내는 염색체로 옳은 것은?

① 19번째   ② 20번째   ③ 21번째   ④ 22번째   ⑤ 성염색체

❖ 문헌 박희진 외, 알기쉬운 병리학, 메디컬코리아, 2007, p.428

0008
• 유전적 범주는 다운증후군, 갑상샘저하증 등이 있으며, 혈액형 부적합 등은 후천적 범주에 속한다.

0008

정신지체의 유전적 범주로 옳은 것은?

① 혈액형 부적합   ② 미숙   ③ 페닐케톤뇨증

④ 영양결핍   ⑤ 산소결핍증

❖ 문헌 박희진 외, 알기쉬운 병리학, 메디컬코리아, 2007, p.458

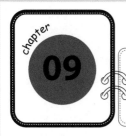

종양

01 양성종양의 명명

- 상피세포에서 기원된 양성종양은 형태학적 소견이나 세포의 기원에 따라 명명한다.
- 지방, 뼈(골), 연골, 혈관, 림프관, 섬유세포 등에서 기원한 양성종양은 지방종(lipoma), 뼈종(골종 osteoma), 연골종(chondroma), 혈관종(hemangioma), 림프관종(lymphangioma) 등으로 부른다.

02 악성종양의 명명

- 상피세포에서 기원한 악성종양 중 편평상피를 닮은 세포로 구성되면 편평세포암(squamous cell carcinoma), 선상피의 모양을 가지면 샘암종(선암 adenocarcinoma), 이행상피세포의 모양을 가지면 이행상피세포암(transitional cell carcinoma)이라고 한다.
- 간엽성조직에서 기원한 악성종양은 섬유육종(fibrosarcoma), 민무늬근(평활근)육종(leimyosarcoma), 지방육종(liposarcoma), 혈관육종(angiosarcoma) 등으로 부른다.

03 종양의 조직학적 특성

자율적 증식을 하는 것

1) 양성종양

- 완전히 분화된 세포로서 구성되기 때문에 조직학적으로 성숙한 정상세포를 닮은 세포로 구성된다.
- 확장성 성장양식을 갖는다.
- 출혈이 드물다.
- 괴사가 드물다.
- 전이가 없다.

2) 악성종양

- 악성종양을 결정짓는 가장 특징적인 것은 이상핵분열과 전이이다.
- 세포의 기원을 알 수 없는 미분화 세포에서 세포의 기원을 쉽게 알 수 있는 분화가 잘 된 세포까지 여러 단계의 분화도를 보이는 세포가 혼재되어 나타난다.

04 악성종양의 전이(metastasis) 경로

전이란 종양이 그 원발 부위에서 떨어져 나와 다른 부위로 이식된 경우이며 양성종양은 전이하지 않으므로 전이된 종양은 거의 악성이다.

1) 림프관성 전이

- 가장 흔한 전이경로로 소속 림프절에서 일어나고 다시 하류 림프절로 전이된다.
- 위암은 림프관성 전이가 많고 특히 왼쪽빗장뼈위돌기(좌쇄골상와) 림프절로 전이되는 것을 비르효(Virchow)전이라 한다.

2) 혈행성 전이

- 악성 종양세포가 원발소에서 멀리 떨어진 장기나 조직으로 운반되기 때문에 수술적 적출이 불가능하다.
- 허파(폐), 간, 골수 등으로 흔히 전이되고 다음과 같은 과정으로 전이된다.
  - 혈관이나 림프관 강내의 침입
  - 종양세포가 침입한 부위에서 유리하고 종양 색전형으로 멀리 떨어진 장기나 조직에 도달
  - 종양 색전이 그 장기나 조직에 정착
  - 정착한 부위에서 혈관벽을 통과하고 주위 조직으로 침윤하여 그곳에서 증식 개시
  - 전이소가 형성되면 전이한 암병소 내에 혈관의 신생

3) 직접 파종성 전이(Metastasis by direct implantation)

- 몸통안(체강) 표면과 점막 표면에 종자를 뿌려 놓은 듯 확산하는 경우와 수막의 표면을 따라 확산하는 경우가 있다.
- 잘록창자암(결장암)으로 암세포가 잘록창자(결장)벽을 파열하고 배안(복강)의 배막(복막) 표면으로 확산하거나 난소암이 난소의 피막을 파열하고 배막(복막) 표면으로 확산하는 경우이다.
- 폐암이 가슴막(흉막)까지 퍼져 그 표면에 파종을 형성하는 경우
- 소아의 뇌에 발생하는 수아종이 수막 표면에 파종성으로 확산하는 경우

05 종양의 분류

1) 상피성 종양(Epithelial tumor)

(1) 상피성 양성종양(Epithelial benign tumor)

- 유두종(papilloma) : 편평상피조직과 이행상피 등에서 많고 젖샘(유선)에서도 나타난다.
- 샘종(선종 adenoma)
  - 조직적으로 샘을 형성하는 경우이며 부신겉질(피질)과 하수체 앞엽(전엽) 유래인 종양을 샘종이라 한다.
  - 위와 큰창자(대장) 등에서 나타나는 샘종은 내강을 향한 폴립형이다.
- 낭포선종(cystadenoma) : 난소에서 많이 나타나고 내강에 장액성 또는 점액성 내용물을 가지고 있다.

(2) 상피성 악성종양(epithelial malignant tumor)

- 암(cancer)
  - 전이가 쉽다.
  - 핵분열상이 많다.
  - 주위의 정상조직 내에 침윤되기 쉽다.
  - 중년 이후 노년기에 발생빈도가 높다.
  - 모든 악성종양을 가리키며 조기에 발견하여 제거하면 괜찮으나 그대로 방치하면 사망에 이른다.
  - 한국 여성에서 가장 흔히 관찰되는 악성종양은 자궁암과 위암이다.
  - 유방암의 경우 자가검진으로 조기 발견할 수 있다.

- 암종(carcinoma)
  - 상피성 악성종양(epithelial malignant tumor)을 말하며 위암, 폐암, 콩팥(신장)암 등 이름을 앞에 붙여 부른다.
  - 암종의 조직학적 구조는 실질인 암세포가 밀집되어 포소상을 이루고 사이질(간질) 속에 산재해 있으며 악성세포가 특유한 배열과 분화를 나타내지 않는 미숙 세포는 미분화암이라 한다.
- 편평상피 세포암종(squamous cell carcinoma) : 편평상피로 덮여진 조직에서 유래하며 주로 피부, 입(구강), 식도 및 자궁외 목(경)부나 질부에서 발생하지만 편평상피화생(squamous metaplasia)이 일어난 허파(폐), 기관, 쓸개즙(담낭), 위턱굴(상악동), 방광, 자궁내 목(경)부 등에서도 흔히 발생한다.
- 샘암종(선암종 adenocarcinoma) : 점막의 샘상피나 샘관 및 샘방에서 발생하는 암종으로 점액을 생산하는 경우가 많은데 샘암 내에 점액이 나타난다거나 암세포가 점액과 속에 있는 점액암, 세포질내의 점액에 의해 핵이 한쪽으로 치우친 인환세포암종 등이 있다.
- 이행상피 세포암종(transitional cell carcinoma) : 콩팥(신우)나 방광 등의 비뇨기계통 상피에서 발생하는 악성종양으로 종양이 내강 방향으로 돌출하는 유두상 발육을 나타내는 경우가 많은데 세포가 7층을 넘는 것은 악성으로 간주한다.
- 샘편평상피 세포암종(adenosquamous cell carcinoma) : 샘암종과 편평상피 세포암종의 모양이 함께 나타나는 암종으로 자궁몸통(자궁체부), 쓸개즙(담낭) 등에서 발생한다.
- 미분화 암종(undifferentiated carcinoma) : 편평상피 세포암종에서 나타나는 세포간교와 샘암종에서 나타나는 샘관구조 등이 분명하지 않은 경우로 작은(소)세포 암종, 큰(대)세포 암종, 거대세포 암종 등이 있다.

2) 비상피성 종양(Nonepithelial tumor)

조혈조직을 포함한 결합조직, 근조직, 신경계조직 등에서 발생하는 간엽계 종양으로 종양명 뒤에 '종(oma)'을 붙여 섬유종, 지방종, 민무늬(평활근)종, 줄무늬가 있는 (횡문근)종, 혈관종 등으로 부른다.

(1) 결합조직에서 유래한 종양

• 섬유육종(fibrosarcoma) : 섬유아 세포에서 발생한 악성종양으로 30~50세에 많고 방추형 핵을 갖는 세포들로 이루어졌다.

• 악성 섬유성 조직구종(malignant fibrous histiocytoma) : 종양세포가 꽃방석 모양이며 뒤배막(후복막), 엉덩이(둔부), 넙다리(대퇴) 등에서 호발하며 악성도가 높아 예후가 불량하다.

(2) 지방조직에서 유래한 종양

• 지방육종 : 지방아세포에서 발생한 악성종양으로 지방종에 비해 훨씬 드물며 중년에 많고 엉덩이(둔부), 다리(하지), 뒤배막(후복막), 연부조직의 심부에 많다.

• 지방형 지방육종 : 잘 분화되어 지방종과 구별하기 힘들다.

• 점액형 지방육종 : 예후가 비교적 양호하다.

• 다형형 지방육종 : 이형성이 강한 큰 세포들이 나타나고 악성도가 높다.

(3) 연골 및 뼈(골)조직에서 유래한 종양

• 연골육종 : 연골에 생기는 악성종양으로 성인에 많고 갈비뼈(늑골)나 넙다리(대퇴), 골반에 발생하고 연골종에 비해 세포의 이형을 보인다.

• 뼈(골)육종 : 뼈(골) 조직에 생기는 악성종양으로 10~25세의 어린 나이에 많고 종양세포의 이형이 심하고 예후가 불량하다.

(4) 맥관에서 유래한 종양

• 혈관육종 : 젖샘(유선), 간, 머리 피부밑(두부 피하), 넙다리(대퇴), 배막(복막) 등에 많다.

• 림프관의 종양 : 소아 때 많으며 림프관 육종은 유암수술 후 림프의 울체가 계속되어 악성 종양으로 발전하는 경우가 많다.

(5) 근육조직에서 유래한 종양

• 민무늬근(평활근) 육종 : 50세 이상의 여성에게 많고 후배막(후복막)과 창자사이막(장간막)에서 많이 발생한다.

• 가로무늬근(횡문근) 육종

 − 연부 악성종양의 약 20%를 차지하며 뼈대근(골격근)과 비뇨기 등에서 잘 나타난다.

 − 조직형으로 볼 때 태아형, 포소형, 다형형의 3가지로 구분된다.

 − 심장의 양성종양 중 심근층에 발생하며 주위와 경계가 뚜렷한 회백색 종양으로 거미 모양의 세포가 특징이다.

(6) 조혈조직에서 유래한 종양

• 비호지킨림프종(non-hodgkin's lymphoma, NHL)

• 호지킨병(hodgkin's disease)

(7) 신경조직에서 유래한 종양

• 신경섬유종

• 악성 신경초종

06 암(종양)의 등급과 병기

• 암의 등급은 종양세포의 공격성과 악성도의 수준을 추측할 수 있는 종양세포의 세포학적 분화도와 세포분열의 수에 기초를 두며 I~IV등급으로 구분한다.

• 암(종양)의 병기를 결정하는 TNM분류법 : 원발암의 크기는 T(primary tumor), 소속 림프절로의 확산정도는 N(regional nodes), 혈류에 의한 전이의 유무는 M(metastasis) 등으로 표시한다.

• T0 : 세포학적으로 악성 종양의 모습을 보이나 아직 기저막을 침범하지 않은 종양

 N0 : 소속 림프절에 침범이 없음을 의미

 N1-N3 : 침범 림프절의 수적 증가와 침윤범위의 증가

 M0 : 원격전이가 없는 것

 M1 : 혈행성 전이의 존재를 의미

07 피부의 원발병터

• 반점(macule) : 피부 표면에 융기나 함몰 없이 색조의 변화로만 인지할 수 있는 병변으로 대개 원형이나 타원형이다.

• 구진(papule) : 경계가 뚜렷하고 단단히 융기된 병변으로 직경이 5mm 미만이다.

• 결절(nodule) : 구진과 같은 형태이나 5mm 이상으로 더 크고 단단하다.

• 종양(tumor) : 여러 가지 모양과 크기의 종괴를 말하

며 신생물의 의미를 가진다.
- 팽진(wheal) : 크기가 다양한 일시적이고 부종성의 편평한 융기
- 소수포(vesicle) : 직경 5mm 미만의 융기된 물집
- 대수포(bulla) : 직경 5mm 이상의 융기된 물집
- 농포(pustule) : 농을 포함한 작은 융기된 병변으로 처음부터 농포가 생기기도 하지만 구진과 수포가 변해서 생기기도 한다.

0001

양성종양의 육안적 특징으로 옳은 것은?

보기

가. 발육속도가 제한적이다	나. 팽창성 발육을 한다
다. 주위와의 경계가 명료하다	라. 정형적인 형상이다

① 가, 나, 다　　② 가, 다　　③ 나, 라　　④ 라　　⑤ 가, 나, 다, 라

✛ **문헌** 이한기 외, 병리학, 수문사, 2005, p.66

0002

양성종양의 육안적 특징으로 옳은 것은?

보기

가. 색깔이 한결같다.	나. 전이가 없다.
다. 재발이 적다.	라. 전신적인 영향이 적다.

① 가, 나, 다　　② 가, 다　　③ 나, 라　　④ 라　　⑤ 가, 나, 다, 라

✛ **문헌** 이한기 외, 병리학, 수문사, 2005, p.66

0003

양성종양의 조직학적 특징으로 옳은 것은?

보기

가. 세포밀도가 낮다.	나. 간질성분이 많다.
다. 핵분열이 적다.	라. 세포분열이 적다.

① 가, 나, 다　　② 가, 다　　③ 나, 라　　④ 라　　⑤ 가, 나, 다, 라

✛ **문헌** 이한기 외, 병리학, 수문사, 2005, p.66

0004

악성종양의 조직학적 특징으로 옳은 것은?

보기

가. 세포밀도가 높다.	나. 간질성분이 적다.
다. 핵분열이 많다.	라. 세포분열이 보통 많다.

① 가, 나, 다　　② 가, 다　　③ 나, 라　　④ 라　　⑤ 가, 나, 다, 라

✛ **문헌** 이한기 외, 병리학, 수문사, 2005, p.66

해설

0001~0002

• 주위와의 유착이 없다. 색깔이 한결같다. 전이가 없다. 재발이 적다. 전신적인 영향이 적다.

0003

• 세포 이형성(atypia, 비정형성)과 구조 이형성이 경도이다. 출혈 및 괴사가 드물며 세포의 성질이 비교적 정상이다.

0004

• 세포 이형성(atypia, 비정형성)과 구조 이형성이 고도이다. 출혈 및 괴사가 있는 경우가 많으며 세포의 성질이 미분화이거나 다양성이다.

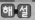

0005

발암성 DNA바이러스로 옳은 것은?

┃보기┃

가. 파포바바이러스(papovavirus)　　　나. 유두종바이러스(papillomavirus)
다. 폴리오마바이러스(polyomavirus)　　라. 원숭이바이러스 40(simian virus40, SV40)

① 가, 나, 다　　② 가, 다　　③ 나, 라　　④ 라　　⑤ 가, 나, 다, 라

✛ **문헌** 이한기 외, 병리학, 수문사, 2005, p.70

0006

종양으로 인해 생체에서 일어날 수 있는 증상으로 옳은 것은?

┃보기┃

가. 압박	나. 폐쇄	다. 감염	라. 출혈

① 가, 나, 다　　② 가, 다　　③ 나, 라　　④ 라　　⑤ 가, 나, 다, 라

✛ **문헌** 이한기 외, 병리학, 수문사, 2005, p.73

0007

감염조직의 종양으로 분류할 수 있는 종양은?

┃보기┃

가. 유두종	나. 섬유종	다. 선종	라. 지방종

① 가, 나, 다　　② 가, 다　　③ 나, 라　　④ 라　　⑤ 가, 나, 다, 라

✛ **문헌** 이한기 외, 병리학, 수문사, 2005, p.74

0008

다음과 같은 특징을 보이는 샘암종(선암종, adenocarcinoma)으로 옳은 것은?

┃보기┃

• 점액분비가 심하다.　　　　　　　• 종양전체가 젤리모양이다.
• 현미경하에 많은 점액 중에 종양세포가 떠있다.

① 원형세포암종　　　　② 낭종암종　　　　③ 유두관상선암종

④ 점액선암종　　　　⑤ 수양암종

✛ **문헌** 이한기 외, 병리학, 수문사, 2005, p.78

0009

다음과 같은 특징을 보이는 비상피성종양으로 옳은 것은?

보기

- 섬유모세포에서 기원하는 악성종양
- 폐에 많이 전이된다
- 육안으로 종괴가 크고 출혈 및 괴사를 보인다.

① 점액종   ② 섬유육종   ③ 유두관상선암종

④ 지방육종   ⑤ 평활근종

✛ **문헌** 이한기 외, 병리학, 수문사, 2005, p.82

0010

다음과 같은 특징을 보이는 악성신생물로 옳은 것은?

보기

- 멜라닌 형성 세포에서 발생한다.
- 다른 피부암에 비해 전이가 빠르다.
- 표재확산성, 결절성, 악성 검은 사마귀, 지단 검은 사마귀 등이 있다.

① 신경교종   ② 섬유육종   ③ 흑색종

④ 혈관종   ⑤ 평활근종

✛ **문헌** 이한기 외, 병리학, 수문사, 2005, p.85

0011

종양을 형성하는 DNA바이러스로 옳은 것은?

보기

가. 아데노바이러스(adenoviruses)   나. 파포바바이러스(papovaviruses)
다. 천연두바이러스(poxviruses)   라. 류코바이러스(leukoviruses)

① 가, 나, 다   ② 가, 다   ③ 나, 라   ④ 라   ⑤ 가, 나, 다, 라

✛ **문헌** 이한기 외, 병리학, 수문사, 2005, p.174

0012

종양을 형성하는 RNA바이러스로 옳은 것은?

보기

가. 아데노바이러스(adenoviruses)   나. 쥐백혈병바이러스(murine leukemiavirus)
다. 천연두바이러스(poxviruses)   라. 류코바이러스(leukoviruses)

① 가, 나, 다   ② 가, 다   ③ 나, 라   ④ 라   ⑤ 가, 나, 다, 라

✛ **문헌** 이한기 외, 병리학, 수문사, 2005, p.174

해설

0009

- 섬유육종은 근막이나 피하조직에서 발생하며 악성도가 낮은 것으로부터 중등도, 고도의 것이 있다. 또한 뼈를 파괴하고 주위의 연부조직으로 침윤한다.

0010

- 임상적으로 반점과 같은 색조를 띠는 표재확산성 흑색종, 사마귀 같이 나타나는 결절성 흑색종, 검은 얼룩이 퍼진 것 같은 악성 검은 사마귀 흑색종, 팔다리 말단부에 불규칙한 모양의 색소 반점으로 나타나는 지단 검은 사마귀 흑색종 등이 있다.

0011

- 아데노바이러스(adenoviruses)는 육종, 파포바바이러스(papovaviruses)는 유두종, 천연두바이러스(poxviruses)는 섬유종을 일으키는 DNA바이러스이다.

0012

- 쥐백혈병바이러스(murine leukemiavirus)와 류코바이러스(leukoviruses)는 육종을 일으키는 RNA바이러스이다.

해설

0013

• 세포질은 PAS(Periodic acid—Schiff, 과요 오드산 쉬프반응)염색으로 양성의 당원 질을 가지고 있다.

0014

• 난소의 종양은 상피세포종, 생식세포종, 성삭-기질세포종, 전이종 등으로 대별 된다.

0015

• 난소의 종양은 상피세포종, 생식세 포종, 성삭-기질세포종, 전이종 등으로 대별된다.

0016

• 선종이나 선암종의 발생기원세포는 샘상 피이다.

0013

다음과 같은 특징을 보이는 골종양으로 옳은 것은?

┃보기┃
• 어린이나 20세 이하의 청장년기에 발생한다.
• 조직학적으로 원형핵과 세포질이 결여된 소형원형세포가 증식한다.
• 원시신경 외배엽성 종양과 가까운 관계에 있다고 사료된다.

① 유잉종양(Ewing's sarcoma)　② 연골육종　③ 척삭종
④ 골육종　⑤ 골거대세포증

✛ 문헌 이한기 외, 병리학, 수문사, 2005, p.288

0014

난소의 상피세포가 발생 근원인 종양으로 옳은 것은?

┃보기┃
가. 장액성 종양　　나. 점액성 종양
다. 투명세포종양　　라. 브렌너(Brenner)종양

①가, 나, 다　②가, 다　③나, 라　④라　⑤가, 나, 다, 라

✛ 문헌 이한기 외, 병리학, 수문사, 2005, p.339

0015

난소의 생식세포가 발생 근원인 종양으로 옳은 것은?

┃보기┃
가. 기형종　　나. 미분화세포종
다. 내배엽동종양　　라. 융모막암종

①가, 나, 다　②가, 다　③나, 라　④라　⑤가, 나, 다, 라

✛ 문헌 이한기 외, 병리학, 수문사, 2005, p.340

0016

선종이나 선암종의 발생기원세포로 옳은 것은?

① 샘상피　② 편평상피　③ 지방조직　④ 연골　⑤ 뼈

✛ 문헌 박희진 외, 알기쉬운 병리학, 메디컬코리아, 2007, p.45

0017

악성종양의 특징으로 옳은 것은?

| 보기 |

가. 성장이 빠르고 침습적이며 전이된다.　　나. 세포는 분화되어 성숙한다.
다. 피막이 없다.　　　　　　　　　　　　라. 기원조직과 조직이 유사하다.

① 가, 나, 다　　② 가, 다　　③ 나, 라　　④ 라　　⑤ 가, 나, 다, 라

✛ 문헌 박희진 외, 알기쉬운 병리학, 메디컬코리아, 2007, p.47

0018

육종의 특징으로 옳은 것은?

| 보기 |

가. 상피조직에 발생한다.　　　　　　나. 성장이 빠르다.
다. 림프를 통해 전이된다.　　　　　　라. 혈액을 통해 전이된다.

① 가, 나, 다　　② 가, 다　　③ 나, 라　　④ 라　　⑤ 가, 나, 다, 라

✛ 문헌 박희진 외, 알기쉬운 병리학, 메디컬코리아, 2007, p.49

0019

아동들에게 가장 흔히 진단되는 암의 종류는?

① 간암　　② 위암　　③ 폐암　　④ 백혈병　　⑤ 방광암

✛ 문헌 박희진 외, 알기쉬운 병리학, 메디컬코리아, 2007, p.447

0020

심장에서 상대적 발생빈도가 가장 높은 양성종양으로 옳은 것은?

① 혈관종　　② 방실결절중피세포종　　③ 횡문근종
④ 점액종　　⑤ 과오종

✛ 문헌 Harrison`s 내과학 편찬위원회, 내과학, 정답, 1997, p.1184

해설

0017
• 기원조직과 조직이 유사하지 않으며 세포는 미분화한다.

0018
• 육종은 결합조직에 발생하며 성장이 빠르고, 일차적으로 혈액을 통해 전이된다.

0019
• 아동에게 혈액과 관련된 조직에서 생기는 가장 흔한 질병은 암의 일종인 백혈병이다.

0020
• 점액종(30.5%), 지방종(10.5%), 유두상 섬유탄성종(9.9%), 횡문근종(8.5%), 섬유종(4.0%), 과오종(3.3%), 방실결절중피세포종(2.8%)등 순이다.

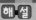

해설

0021

• 종양은 조직학적 검사가 가장 정확하고 많이 이용되는 방법이다.

0022

• 양성종양은 피막형성이 있다.

0023

• 윌름(Wilm)종양은 신장을 압박하여 위축시키며 복강내 전체를 압박하기도 한다.

0024

• 호지킨(Hodgkin)림프종 등에서 현미경상으로 발견할 수 있는 거대 변형 림프구.

0021

종양의 진단에서 가장 정확하고 많이 이용되는 방법으로 옳은 것은?

① 세포학적 검사 　　　　② 조직학적 검사 　　　　③ 면역조직화학적 검사

④ 분자병리학적 검사 　　⑤ DNA배수성 검사

　✛ **문헌** 박희진 외, EMT기초의학, 현문사, 2005, p.534

0022

양성종양의 특징으로 옳지 않은 것은?

① 성장 양상은 확장성이다. 　② 출혈이 드물다. 　③ 괴사가 드물다.

④ 전이가 없다. 　　　　　　⑤ 피막형성이 없다.

　✛ **문헌** 박희진 외, EMT기초의학, 현문사, 2005, p.532

0023

다음과 같은 특징을 보이는 콩팥의 악성종양으로 옳은 것은?

> **보기**
> • 10세 이하 소아에서 호발한다.
> • 콩팥모세포종(신아세포종)이라고도 하며 커다란 확장종괴이다.
> • 단면은 황색, 균질, 고형으로 보이며 10kg까지 되는 것도 있다.

① 카포시(Kaposi)육종 　　② 윌름(Wilm)종양 　　③ 유잉(Ewing)육종

④ 췌장종양 　　　　　　　⑤ 척수종양

　✛ **문헌** 이한기 외, 병리학, 수문사, 2005, p.335

0024

리이드-스테른베르그(Reed-Sternberg)세포를 관찰할 수 있는 림프종으로 옳은 것은?

① 흑색종 　　　　　　　② 신경교종 　　　　　　③ 평활근육종

④ 호지킨(Hodgkin)림프종 　⑤ 융모암종

　✛ **문헌** 이한기 외, 병리학, 수문사, 2005, p.86

0025

다음과 같은 특징을 보이는 콩팥의 악성종양으로 옳은 것은?

▎ 보기 ▎

- 10세 이하 소아에서 호발한다.
- 콩팥모세포종(신아세포종)이라고도 하며 커다란 확장종괴 이다.
- 단면은 황색, 균질, 고형으로 보이며 10kg까지 되는 것도 있다.

① 카포시(Kaposi)육종　　② 월름(Wilm)종양　　③ 유잉(Ewing)육종

④ 췌장종양　　　　　　 ⑤ 척수종양

✛ 문헌 이한기 외, 병리학, 수문사, 2005, p.335

0026

발암인자와 암의 유형이 옳은 것은?

① 자외선조사 – 위암　　② 석면 – 간암　　③ 성적행동 – 자궁경부암

④ 흡연 – 갑상선암　　　 ⑤ 알코올 – 피부암

✛ 문헌 박희진 외, 알기쉬운 병리학, 메디컬코리아, 2007, p.53

0027

다음과 같은 특성을 지닌 종양으로 옳은 것은?

▎ 보기 ▎

- 부신수질 또는 교감신경부신경절의 크로마틴 조직에서 잘 발생하는 혈관종양
- 노르에피네프린의 과다분비로 인한 지속적 또는 간헐적인 고혈압이 특징
- 두통, 심계항진, 발한, 신경과민, 고혈당, 메스꺼움, 구토, 심부전 등의 증상
- 40~60세에 자주 발생

① 융모암종　　　　　　 ② 악성림프종　　　③ 지방육종

④ 유두종　　　　　　　 ⑤ 갈색 세포종

✛ 문헌 이한기 외, 최신병리학, 수문사, 2010, p.146

환경병리학

chapter 10

01 대기오염(Air pollution)

1) 진폐증(Pneumuconiosis)
분진흡입 외에도 모든 연무질(aerosol) 흡입으로 인한 허파(폐)질환을 일컫는다.

2) 규폐증(Silicosis)
- 실리카 분진을 흡입함으로써 유발되는 진폐증
- 실리콘과 산소가 화학적으로 결합된 유리실리카(free silica)는 마그네슘, 칼슘, 알루미늄과 같은 양이온과 결합하여 규산염을 형성하게 된다.
- 광산, 금속연마 공장, 암반굴착장 등의 작업장 근로자에게 발생될 수 있다.

3) 석면 침착증(Asbestosis)
- 석면은 매우 가늘고 곱슬거리며 잘 휘어지고 잘 부숴지는 물질이다.
- 자동차의 제동장치 부품, 슬레이트 등의 건축자재에서 많이 발생하고 흡입되면 허파꽈리(폐포)의 탐식세포에 의해 탐식되고 당단백과 혈철소의 복합체에 의해 도장되어 구슬모양의 석면체를 형성한다.
- 독성의 자유기가 형성되어 허파(폐)조직에 상해를 주며 섬유증 반응을 일으킨다.

4) 일산화탄소(Carbonic mono-oxide)
- 일산화탄소는 탄소가 함유된 가연성 물질이 불안전 연소에 의해 생성되는 무색, 무미, 무취의 비자극성, 불활성 가스이고 공기보다 무겁다.
- 일산화탄소는 가스 자체의 독성에 의한 손상보다도 전신적인 질식제로 작용하여 저산소증을 초래한다.
- 일산화탄소는 헤모글로빈에 대한 친화력이 산소에 비해 200~300배 이상 강하며 carboxy-hemoglobin은 화학적으로 안정되기 때문에 헤모글로빈이 산소에 대한 결합력을 저하시켜 산소결핍으로 장기에 손상을 준다.

- 일산화탄소에 의해 손상을 받을 수 있는 장기는 뇌, 심근, 근육, 콩팥(신장), 피부 등 모두이며 그중 뇌의 민감도가 제일 높다.

5) 흡연
관련 질환
- 허파공기증(폐기종), 만성기관지염 등의 만성폐쇄성 폐질환
- 심근경색과 같은 허혈성 심장질환
- 후두암, 식도암, 기관지암, 입안암(구강암), 콩팥(신장)암, 방광암 등
- 자연유산, 주산기 사망, 저체중아 출산
- 급성위염, 위궤양, 동맥경화증 등

02 수질오염(Water pollution)

- 수은중독(mercury poisoning) : 손상을 초래하는 주요 장기는 위장관, 콩팥(신장) 및 중추신경계이다.
- 납중독(lead poisoning) : 거의 만성중독
- 카드뮴중독(cd poisoning) : 이따이이따이병

03 약물의 부작용

- 약물 또는 그 대사산물이 세포에 직접 독작용을 하는 경우로 예측이 가능하다.
- 약물 또는 그 대사산물이 개체의 면역반응이나 호르몬 방어기능을 감소시킨 경우로 예측이 가능하다.
- 약물 또는 그 대사산물이 면역학적 반응이나 특이 반응을 유발한 경우로, 예측이 불가능하다.

1) 헤로인 중독
- 다량투여시 : 호흡곤란과 극심한 폐부종, 심부정맥이나 심장마비 유발
- 상습복용자 : 신경성 합병증(수막염, 뇌감염), 바늘자국

병리학

(흉터, 농양), 허파(폐)병소, 전파된 괴사성 맥관염, 콩팥 (신장)의 병적 변화, 간과 온쓸개관(담즙관)의 병적 변화, 말초신경질환, 감염성 심내막염, 각종 감염(AIDS, 간염, 균혈증)

2) 살충제

- 흡입경로는 호흡기, 피부, 소화기 등이며 자연계에서 파괴되지 않고 토양이나 물에 잔존하므로 식품 등을 통해 오염될 수 있다.
- 유기염소제제는 1차적으로 중추신경계 장애를 유발하여 과흥분성, 섬망, 간질발작 등을 나타내고 결국 근경련을 동반한 중추신경계 억제, 혼수상태를 거쳐 사망에 이른다
- 유기인제는 신경절 접합부에 축적되어 콜린에스테라제(cholinesterase)를 억제함으로써 교감신경 흥분증상을 나타낸다. 심하면 근육의 구축(경축), 이완성 마비, 심부정맥을 일으켜 호흡억제, 혼수상태를 거쳐 사망에 이른다.

3) 청산염(cyanide)

- 금속용접, 사진, 살충제, 보석 세척제, 광택약 등으로 쓰이며 0.1g 이하의 소량으로도 사망할 수 있다.
- 복용시 시토크롬산화효소의 3가 이온과 결합하여 산화성 호흡을 억제함으로써 세포 질식제로 작용한다.
- 중독증 : 급격한 호흡곤란과 함께 모든 세포에 대한 질식이 나타나며, 피부에 닿으면 헐고 출혈이 있다. 선홍색 시반이 나타나고 풋살구씨 냄새가 난다.

4) 파라쿼트(paraquat)

- 복용시 혈압상승, 발한, 경련 등
- 처치 : 활성탄과 하제 음용, 혈액관류 시행

04 물리적 손상

- 찰과상(abrasion) : 표층의 상피만 떨어져 나간 상태로 염증이 없는 한 반흔 없이 치유된다.
- 찢긴상처(열창 laceration) : 외력에 의해 피부가 불규칙하게 찢어진 것
- 절개창(incision) : 예리한 칼이나 유리에 의한 손상으로 변연부가 깨끗하고 봉합에 의해 반흔 없이 치유된다.

- 타박상(좌창 contusion) : 소혈관에 손상을 줄 수 있는 무딘 외력에 의한 손상으로 사이질성(간질성) 출혈이 발생하며 조직단절은 없다.
- 총상(gunshot wound) : 입구와 출구에 있는 총상의 특징과 정도는 사용한 총의 종류, 총알의 크기, 탄약의 종류, 신체로부터의 화기간 거리, 손상부위, 탄도, 총알의 회전안정성 등과 관련이 있다.

05 체온조절에 의한 손상

- 화상
  - 흡입화상
  - 전기화상
  - 화상에 의한 손상은 국소적 고체온증의 하나로 1~4도 등으로 구분할 수 있다.
  - 화재로 인한 사망의 직접사인은 유독가스중독, 화염부종, 산소결핍에 의한 질식, 원발성 쇼크 등이다.
- 저체온증
  - 체온이 35℃이하로 내려가 발생하는 전신적 또는 국소적 증상
  - 전신적 저체온증은 4~10L의 찬물에 갑자기 들어갔을 때와 같이 저온에 노출되었을 때 혈류량이 감소하여 심부체온이 급속히 강하하여 발생한다.
  - 국소적 저체온증은 참호족처럼 저온에 세포가 장시간 노출되었을 때 혈관이 수축하고 혈액의 점도가 높아져 세포내 고분자 물질의 변성이 일어난다.
- 고체온증 : 41~42L 이상으로 체내열 발생의 증가, 열발산 억제, 체온조절중추이상 등으로 나타난다.

06 영양질환

1) 영양결핍

- 단백질-열량 영양결핍(protein-calori undernutrition) : 주로 유소아에서 발생하며 소모증(marasmus)과 콰시오코르(Kwashiorkor)가 있다.
  - 소모증(marasmus) : 총열량이 결핍되어 체내지방 및 근육조직이 소실되는 기아에 의한 영양결핍증
  - 콰시오코르(Kwashiorkor) : 동생이 있을 때 형이 빨리 이유를 함으로써 나타나는 영양결핍증
- 거식증과 폭식증

- 거식증(anorexia nervosa) : 체중을 줄이기 위해 거식하는 것으로 단백질-열량결핍과 유사한 증상을 나타내며 내분비이상을 동반한다.
- 폭식증(bulimia) : 비만을 두려워한 나머지 폭식 후 일부러 토하는 것으로 생리불순이 있고 전해질 불균형, 심부정맥 등이 나타난다.

• 비타민결핍 및 과다증
- Vit A : 결핍시는 안구건조증, 온쓸개관(담도) 및 이자 (췌장) 질환, 지방 흡수 장애 질환, 간질환 등이 유발되고, 과다시에는 급성중독증상으로 머리뼈내압(두개내압)이 증가하여 두통, 구토, 혼미, 유두부종 등이 나타나며 만성중독 증상으로는 두통, 욕지기(오심), 구토, 설사, 불안정감, 기면증, 면역이상, 모발소실 등이 나타난다.
- Vit D : 결핍시에는 뼈연화증, 구루병 등이 나타나며, 과다시에는 고칼슘혈증, 고칼슘뇨증, 전이 석회화현상 등이 나타난다.
- Vit E : 결핍시에는 지방흡수장애, 척수소뇌이상, 근육질환, 색소성망막증 등이 나타난다.
- vit K : 결핍시에는 출혈성 질환, 특히 신생아출혈질환의 위험이 높다.

- Vit B 복합체
  * [치아민] 결핍시에는 말초신경에 손상을 주어 건성형 각기(beriberi), 심장을 침범하여 습성형 각기, 중추신경계 이상으로 베르니케-코르사코프(Wernicke-Korsakoff) 증후군을 초래한다.
  * [리보플라빈] 구순증, 혀염(설염) 및 눈과 피부의 변화 등이 있는 ariboflavinosis라는 결핍증이 나타난다.
  * [니아신] 옥수수를 주식으로 하는 경우에 결핍증이 많으며 거친 피부라는 뜻의 펠라그라(pellagra)라 한다.
  * [피리독신] 결핍시에는 지루성피부염, 구순염, 혀염(설염) 및 말초신경병증 등이 나타난다.
- Vit C : 결핍시 괴혈병이 나타난다.

2) 영양과다

비만(obesity) : 열량이 많은 식품을 과다 섭취했을 때 지방세포에 에너지가 축적된 것으로 비만과 관련된 질환은 고혈압, 당뇨병, 과중성지방혈증, 쓸개돌증(담석증), 저환기증후군, 퇴행성관절염, 뇌졸중 등이 있다.

0001

윌슨(Wilson)병과 관련이 있는 중금속으로 옳은 것은?

① 철   ② 구리   ③ 알루미늄   ④ 수은   ⑤ 납

✛ 문헌 이한기 외, 병리학, 수문사, 2005, p.262

0002

미나마타병과 관련이 있는 중금속으로 옳은 것은?

① 철   ② 구리   ③ 알루미늄   ④ 수은   ⑤ 납

✛ 문헌 이한기 외, 병리학, 수문사, 2005, p.263

0003

백혈병의 환경적 발병요인으로 옳은 것은?

① 섭취음식   ② 진균감염   ③ 흡연

④ 알코올   ⑤ 방사선

✛ 문헌 Harrison's 내과학 편찬위원회, 내과학, 정담, 1997, p.1904

해 설

0001

• 윌슨(Wilson)병은 간이나 뇌에 구리가 비정상적으로 쌓여 일어나는 상염색체 열성 유전성대사질환이다.

0002

• 수은이 함유된 공장 폐수에 오염된 어패류를 섭취한 일본 미나마타만 해안에서 발생한 중독성 신경계 질환

0003

• 실험동물에서 방사선을 조사하면 백혈병이 발생하며, 사람에서도 방사선 피폭량과 백혈병 발생빈도 사이에는 명백한 연관성이 있다. 이로 인해 발병한다는 것이 히로시마 원자폭탄 투하이후 잘 알려져 있다.

순환기계

01 심장(Heart)의 질환

1) 선천성 심질환(Congenital heart disease)

출생시부터 있던 심장의 형태학적 또는 기능적 이상을 말하며 크게 폐쇄성 심장기형과 단락성 심장질환으로 구분할 수 있고 청색증을 수반한다.

(1) 팔로 4징후(tetralogy of fallot, TOF)

청색증을 동반하는 선천성 심질환 중에서 가장 흔하다. 고위 심실중격결손이 있고, 허파동맥(폐동맥)협착이 있으며, 대동맥의 우방전위와 우심실 비대를 가진다.

(2) 심방중격결손(atrial septal defect, ASD)

- 태생기 제4주에 심방에서 막성의 구조가 심방벽에서 자라는데 이것이 난원형으로 개방된 채 완전히 막히지 않는 상태로 좌심방의 혈액이 우심방으로 계속 통하게 되면 우심은 과로에 의한 확장이 오고 허파동맥(폐동맥)도 확장된다.
- 청색증(cyanosis)은 나타나지 않는다.

(3) 심실중격결손(ventricular septal defect, VSD)

- 좌우의 심실을 경계하는 심실중격 일부에 결손된 구멍이 있다.
- 결손된 구멍의 크기는 직경 1cm 이하의 아주 작은 것부터 중격의 대부분을 함유하고 있을 정도로 큰 것도 있다.
- 결손된 구멍을 통해 처음에는 좌심실 130mmHg, 우심실 20mmHg의 압력차가 있기 때문에 좌심실의 혈액이 우심실로 흐른다(좌 → 우 단락성 심질환, left-to-right shunt).
- 결국 우심실에서 허파동맥(폐동맥)으로 많은 혈액이 유입되어 폐고혈압이 된다.
- 허파동맥(폐동맥) 분지에는 고혈압성 병변이 발생하고 내강이 좁아지며 혈류저항이 상승되어 폐고혈압은 더욱 악화된다.
- 이렇게 되면 우심실 압력이 높아져 반대로 우심실에서 좌심실로 혈액이 흐르게 된다(우 → 좌 단락성 심질환, right-to-left shunt). 이 상태를 Eisenmenger증후군이라고 한다.

(4) 방실중격결손(atrioventricular septal defect, AVSD)

- 일차공결손, 공통방실관, 심내막상결손이라고도 한다.
- 심방중격 전하방의 결손과 함께 방실판막의 기형 및 심실중격결손이 동반된다.

(5) 동맥관 개존(patent ductus arteriosus, PDA)

태생기의 동맥관이 생후에도 닫히지 않는 기형으로 대동맥 압력이 높고 허파동맥(폐동맥) 압력이 낮기 때문에 대동맥에서 허파동맥(폐동맥)으로 향하는 단락이 일어나고 심박동주기와 관계없는 연속성 잡음이 들린다.

2) 울혈성 심부전(Congestive heart failure, CHF)

- 신체의 조직이나 기관에서 필요한 만큼의 혈액을 공급할 수 없을 정도로 심장기능이 저하된 병태 생리학적 상태를 말한다.
- 울혈성 심부전은 심근의 수축력이 감소되거나 과도한 압력이나 양적인 부담이 심장에 주어질 때 생긴나.
- 수축력 감소는 허혈성 심근손상 시 흔히 볼 수 있는 것으로 수축기의 기능부전이 오며, 압력 부피 과부담은 고혈압, 판막질환, 선천적 좌우 단락이 있을 경우 온다.
- 울혈성 심부전이 발생하면서 여러 가지 대상성 변화가 오는데 심실확장, 근섬유의 비대, 빈맥 등이 온다. 그러나 이러한 대상성 변화는 결국 심장기능에 부담을 주게 되어 일차적인 심장질환과 함께 확장을 유도하여 울혈성 심부전의 악화를 가져오게 된다.
- 좌측 심부전 : 주요한 원인은 허혈성 심질환, 고혈압, 대동맥판이나 승모판질환, 심근질환 등이다.
- 우측 심부전 : 대부분 좌측 심부전시 동반하는 허파(폐)

의 혈압상승 결과로 생기며 순수한 우측 심부전은 폐성심에서 잘 일어난다.

3) 허혈성 심질환(Ischemic heart disease)

심근의 산소공급과 수요의 불균형으로 인하여 오는 심장질환으로서 관상동맥 경화증, 혈관 경련, 혈전증 등에 의한 관상동맥 혈류의 감소, 빈맥이나 심근비대시 혈액공급을 초과하는 심근 수요의 증가, 심한 빈혈, 허파(폐)질환, 선천성 심질환, 일산화탄소 중독, 흡연 등에 의한 산소이동의 감소에 의해 초래된다.

⑴ 협심증(angina pectoris)
- 관상동맥 장애로 일시적으로 심근이 허혈상태가 되어 흉골 뒤쪽 부근에 중압감, 작열감이 유발되나 경색은 동반되지 않는다.
- 전형적(안정성)협심증, 프린쯔메탈 이형협심증, 점강성(불안정성) 협심증 등 세 가지 유형이 있다.
- 전형적협심증은 가장 흔하며 좌심실 심내막하심근의 허혈 때문에 발생한다. 프린쯔메탈 이형협심증은 휴식상태에서도 돌발적으로 발생하며 관상동맥의 수축으로 일어나고 심전도상 ST부의 함요를 보인다. 점강성 협심증은 휴식상태나 경한 운동 중에도 발생하며 심근경색의 바로 전단계라고 할 수 있다.

⑵ 심근경색증(myocardial infarction)
- 관상동맥의 폐색내지 협착에 의해 심근이 1cm 이상 허혈성 괴사에 빠져 빈혈성 경색을 일으킨다.
- 육안적으로 경색 심근소에 괴사가 나타나는 것은 경색 후 4~5시간부터이고 초기의 경색부는 정상부위보다 건조하고 창백하며 드물게는 출혈을 동반해 암적색으로 보인다.
- 심근경색후의 후유증으로 전도장애, 심부전증, 심인성 쇼크, 심장파열, 유두근파열, 중격천공 등이 나타날 수 있다.
- 심근경색 후 괴사한 심근으로부터 혈액으로 유리되는 혈청효소는 크레아틴키나제, lactic dehydrogenase, myoglobin, troponin 등이다.

⑶ 만성 허혈성 심질환(chronic ischemic heart disease)

심근경색에 의한 심부전이나 서서히 진행되는 심근의 허혈성 변성에 의해서 생길 수 있다. 육안적 변화는 심장 크기의 감소나 갈색변화, 중증도 또는 고도의 관상동맥의 동맥경화증을 볼 수 있다.

⑷ 급성 심장사(sudden cardiac death)

증상이 나타난 지 1시간이내에 예기치 않은 사망이 일어나는 경우를 말한다. 이 질환의 원인은 관상동맥의 심한 동맥경화증에 의한 허혈성 심질환 때문인 것으로 생각된다.

02 심장의 염증

1) 심내막염(Endocarditis)

⑴ 세균성 심내막염
패혈증이나 균혈증 등이 있을 때 일어나고 대부분 병원균이 혈행성으로 운반된다.

⑵ 류머티스성 심내막염(rheumatic endocarditis)
- 승모판의 심방쪽, 대동맥판의 심실쪽에 호발하고 승모판은 전체에 대동맥판은 증례의 1/2이 침범된다.
- 판막에 혈전이 부착되고 기질화해서 작은 융기를 형성한다.

⑶ 비정형성 우상성 심내막염(atypical verrucous endocarditis)
병변은 승모판에 많고 판막의 폐쇄면이나 표면, 판막부착부의 이면에 오디 모양의 백색 사마귀가 불규칙적으로 형성된다.

2) 심근염(Myocarditis)

⑴ 바이러스성 심근염(viral myocarditis)
coxackie-B군 바이러스에 의한 감염이 가장 유명하며 감염초기에는 심근은 창백해서 혼탁종창을 일으킨다.

⑵ 류머티스성 심근염
류머티스열에 의해 일어나며 초기에는 간질의 부종이나 교원섬유의 유섬유소성 변성이 나타난다.

(3) 유육종증(sarcoidosis)
- 40세 이상의 여자에 많고 이들 중 거의가 심장 유육종
  증으로 사망한다.
- 병변은 좌심실, 중격, 특히 심실중격 후방에 호발하고
  중격 전체로부터 후벽, 전벽과 불규칙하게 또는 연속성
  으로 넓어진다.

(4) 특발성 심근염(idiopathic myocarditis)
  virus에 의한 것으로 추정되며 비특이성 확산형과 육아
  종 거대세포형으로 분류한다.

(5) 실질성 심근염(parenchymatous myocarditis)
- 열성 감염증이나 중독시에 나타나고 심근이 혼탁종양하
  여 변성을 일으킨다.
- 디프테리아에 의한 밀랍형 변성이 유명하다.

(6) 간질성 심근염(interstitial myocarditis)
- 발진티프스, 성홍열, 인플루엔자 등의 감염증이나 약물
  중독에 의해 일어난다.
- 간질에 조직구나 림프구, 형질세포 또는 호산구의 침윤
  이 나타난다.

3) 심막염(Pricarditis)

(1) 급성 심외막염(acute pericarditis)
- 염증, 교원병, 외상, 종양 등에서 볼 수 있다.
- 섬유소성 심막염은 요독증, 대부분의 교원병에서 나타
  나고 심낭에 충혈, 부종과 함께 섬유소의 부착이 초래
  된다.
- 섬유소가 많은 경우에는 두꺼운 회백색의 층을 형성하
  여 융모심장이라고 한다.

(2) 만성 심막염(chronic pericarditis)
- 결핵, 요독증, 방사선 등에 의해 나타나며 심장막공간
  (심막강)은 소실되거나 주머니 모양의 심막강을 남긴다.
- 반흔화해서 석회화를 동반하여 심장이 석고로 둘러싸인
  것같이 보이며 이 상태에서는 심장의 움직임 자체에는
  영향이 없다.

4) 심판막증(Valvular disease)

(1) 승모판막 폐쇄부전증(mitral insufficiency, MI)
- 승모판막 역류증이라고도 하며 판막증 중 가장 흔하다.
- 혈액은 좌심실 수축시 좌심방으로 역류해서 심방은 확
  장되며 좌심실은 확장기에 대량의 혈액이 유입되어 확
  장된다.
- 수축기에 혈액은 심방으로 역류해서 대동맥으로 혈액을
  충분히 방출하지 못하기 때문에 좌심실은 대상성으로
  비대해진다.
- 대량의 혈액이 좌심방에 저류해서 폐순환계는 울혈을
  일으키고 우심에도 부하가 미쳐 결국 울혈성 심부전이
  초래되고 부종, 청색증을 야기시킨다.

(2) 승모판막 협착증(mitral stenosis, MS)
- 폐쇄부전을 동반하는 경우가 많으며 판막구가 좁기 때
  문에 좌심실의 확장 때 좌심방에서 좌심실로 혈액이 충
  분히 흐르지 않아 혈액이 좌심방에 저류해서 좌심방은
  비대해지고 확장된다.
- 결국 폐순환계에 울혈을 일으키고 우심의 비대 및 확장
  과 우심방의 확장을 가져온다.

03 변성과 대사이상

1) 변성
심근에는 각종 변성이 일어나기 쉬운데 주로 급성 감염
증, 약물중독에 의해 일어난다.

2) 당원 저장질환
일명 Pompe's disease라고도 하며 심근에 다량의 당
원이 축적되어 구형의 심장종대로 2년 이내에 심폐기능
부전을 초래한다.

3) 위축(atrophy)
생리적인 노인성 위축과 만성질환 등에 의한 병적 위축
이 있다. 정상적인 심장의 무게는 350g 정도인데 위축
시에는 250g 이하로 되며, 육안적으로는 갈색일 경우가
많아 갈색위축(brown atrophy)라고도 한다.

04 혈관(Blood vessels)의 질환

1) 동맥경화증(artriosclerosis)

- 동맥벽(내막)에 지방이 침착되어 일어나고, 당뇨합병증으로도 온다.
- 동맥벽이 두터워져서 벽의 탄력성이 소실되는 질환을 말한다.
- 죽상동맥경화증 : 죽상판이나 섬유지방판을 형성하여 혈관의 내강을 좁히고 중막을 약화시켜 합병증을 유발시킨다. 대동맥, 관상동맥, 대뇌동맥 등에 흔하고 심근경색이나 대뇌경색 등을 유발한다.
- Monckeberg 중막 석회화성 경화증 : 50세 이상 환자의 상하지에 있는 중등도 동맥에서 주로 발생하며 중막에 석회화를 초래한다.
- 세동맥경화증 : 고혈압이나 당뇨병 등에서 흔히 합병된다.

2) 동맥류(aneurysm)

- 동맥의 일부가 국한성, 전신성으로 낭상, 방추상으로 확장된 것
- 동맥류 부분이 동맥 고유의 3층의 벽에 있는 것을 진성 동맥류, 고유의 벽에 없는 것을 가성동맥류라 하며 동맥벽이 해리되어 혈액이 그 속으로 들어가 있는 것을 해리성 대동맥류라 한다.

3) 동맥염(arteritis)

- 결절성 다발성 동맥염
- 폐쇄성 혈전성 혈관염
- 과민성 혈관염
- 거대세포 동맥염
- 가와사키병(kawasaki disease) : 급성열증 피부점막 림프절 증후군이라고도 하며, 주로 소아에서 발생한다.
- 피부나 점막의 발진과 함께 림프절 종양이 일어나며, 혈관염, 특히 관상동맥이나 장골동맥에 염증이 나타난다.
- 동맥벽은 부종성으로 비후되며, 내막과 중막의 유섬유소 병변이 있고 림프구가 전층에 침윤되어 있다.
- 동맥류나 혈전을 형성하여 관상동맥의 폐색을 일으켜 사망하는 수가 있다.

4) 정맥류(varices)

- 정맥의 내압이 증가하여 낭상이나 뱀모양으로 확장되는 것으로 정맥혈의 역류가 장해되어 일어나며 50세 이후에 잘 발생한다.
- 서서 일하는 사람의 하지피하정맥에 많고 비만인 사람도 피하부에 지방축적이 많아 지지조직이 약해서 정맥류의 발생빈도가 높다.
- 이외에 정맥 혈전증, 간정맥 혈전증, 상대정맥 및 하대정맥 증후군 등이 있다.

05 조혈계 및 림프망내계

1) 호즈킨병 또는 호즈킨 림프종

- 병리학적으로 리드−스턴버그 세포(Reed−Sternberg cell)라는 독특한 종양 거대세포가 여러 종류의 염증세포들과 혼재되어 발생한다.
- 생물학적으로는 감염질환에서처럼 발열 등의 전신증상이 나타나고 대다수가 림프절에서 원발하며 인접한 림프절로 확산하고 병의 말기에는 비호즈킨 림프종과는 달리 백혈병성 전환을 일으키지 않는다.

2) 백혈병(Leukemia)

- 소아에서 일어나는 악성종양 중 가장 많다.
- 대표적인 환경적 발병요인은 방사선이라 할 수 있다.
- 조혈세포, 특히 백혈구계의 종양으로 말초혈액 중에 많은 종양세포가 출현한다.
- 골수아구로의 분화를 나타내는 골수성 백혈병과 림프구로의 분화를 나타내는 림프성 백혈병이 있다.

⑴ 급성 골수성 백혈병(acute myeloblastic leukemia, AML)

- 15~40세에 잘 발생하고 골수의 변화는 경미하다.
- 골수내강은 골수세포의 과증식으로 적골수를 나타내고 백혈병 세포로는 미성숙한 골수모구나 전골수구와 비슷한 세포가 대다수이다.
- 임상적으로 빈혈에 의한 전신피로감, 발열, 혈소판 감소증에 의한 출혈, 림프절 종대 등이 있고 염색체 이상이 발견된다.

⑵ 급성 림프구성 백혈병(acute lymphoblastic leukemia, ALL)

• 주로 소아나 유아, 특히 4세 때 많이 발생하고 80% 이상이 B림프구에서 유래한다.
• 림프모구의 증가가 현저하고 골수모구와의 형태학적 감별이 곤란할 때는 과산화효소 반응과 PAS(periodic acid schiff) 염색이 이용되는데 전자에서는 음성, 후자에서는 양성을 나타낸다.
• 임상적으로 빈혈에 의한 전신피로감, 혈소판 감소증, 림프절 종대 등이 있고 두통, 구토, 안구 유두부종, 뇌신경마비에 의한 발작, 혼수 등이 나타난다.

⑶ 만성 골수성 백혈병(chronic myeloblastic leukemia, CML)
• 대퇴골에서 골수의 성분이 현저히 증가하고 적회색의 골수에서 때때로 고름모양을 나타내므로 농양수라고도 한다.
• 지방세포는 감소하고 골수성인 과립구계의 세포, 특히 골수모구에서 과립구까지의 여러 성숙단계에 있는 백혈병세포는 증가한다.
• 임상적으로 백혈구 증가증, 빈혈, 피로감, 허약감, 체중감소, 식욕감퇴, 비종대 등이 있고 염색체 이상이 발견된다.

⑷ 만성 림프구성 백혈병(chronic lymphocytic leukemia, CLL)
• 말초혈액에서 200,000/mm3 이상의 백혈구 증가증과 절대림프구 증가증이 나타나는 질환으로 50세 이상의 남자에서 볼 수 있다.
• 전신림프절의 종대와 비종대가 특징적으로 나타나며 골수, 간장, 콩팥(신장), 허파(폐) 등에서 림프구의 침윤을 볼 수 있다.
• 골수의 황골수도 림프구의 침윤으로 대치되어 적골수를 나타낸다.

3) 가와사키병(Kawasaki disease)
• 급성열성 피부점막 림프절 증후군(Mucocutaneous lymphnode syndrome, MCLS)이라고도 한다.
• 3세 이하의 유아에게서 잘 발생하는 원인 불명의 급성 열성 발진성 질환
• 10일 내외의 지속적인 발열, 손과 발바닥의 미만성 홍반, 발진, 안구점막충혈, 입안(구강)인후점막의 미만성 발적, 혀(설)유두의 종대, 손발의 부종 등이 나타난다.
• 주 증상은 손과 발가락 끝의 막양낙설(膜樣落屑)이 나타나는 것이다.
• 병리학적으로 결절성 동맥염 유아형과 동일하다고 본다.

0001

혈액의 응고장애를 일으킬 수 있는 비타민으로 옳은 것은?

| 보기 |

가. A 나. C 다. E 라. K

① 가, 나, 다   ② 가, 다   ③ 나, 라   ④ 라   ⑤ 가, 나, 다, 라

✥ 문헌 이한기 외, 병리학, 수문사, 2005, p.94

0002

다음과 같은 특징을 보이는 혈액응고장애 질환으로 옳은 것은?

| 보기 |

• 주로 남자에게 나타난다.   • 출혈하면 응고가 잘 안된다.
• 트롬보플라스틴 형성에 필요한 글로불린의 결핍에 의한다.

① 혈우병   ② 괴혈병   ③ 혈청병   ④ 혈색소병   ⑤ 혈액병

✥ 문헌 이한기 외, 병리학, 수문사, 2005, p.94

0003

다음과 같은 특징을 보이는 혈전으로 옳은 것은?

| 보기 |

• 교착혈전과 분리혈전이 있다.
• 혈소판 위에 백혈구층, 그 위에 다시 혈소판의 층을 형성한다.

① 적색혈전   ② 백색혈전   ③ 혼합혈전   ④ 초자혈전   ⑤ 응고혈전

✥ 문헌 이한기 외, 병리학, 수문사, 2005, p.98

0004

혈전의 발생원인으로 옳은 것은?

| 보기 |

가. 내피세포의 상해   나. 혈류의 울혈   다. 혈류의 정지   라. 혈액의 성분이상

① 가, 나, 다   ② 가, 다   ③ 나, 라   ④ 라   ⑤ 가, 나, 다, 라

✥ 문헌 이한기 외, 병리학, 수문사, 2005, p.99

0005

괴사가 있는 병소에 균이 존재하여 발생하는 경색으로 옳은 것은?

① 백색 경색   ② 적색 경색   ③ 패혈성 경색   ④ 출혈성 경색   ⑤ 무균성 경색

✥ 문헌 이한기 외, 병리학, 수문사, 2005, p.102

해설

0001
• 비타민 C의 결핍은 모세혈관이 약해져 응고장애를 보이며, K의 결핍은 프로트롬빈의 형성이 잘 안되므로 출혈하기 쉽다.

0002
• 혈우병은 열성으로 반성유전되며 조그마한 손상에 의해서도 심한 출혈이 일어난다.

0003
• 백색혈전은 혈소판의 교착에 의해 일어나는 교착혈전과 혈소판의 분리에 의해 일어나는 분리혈전이 있으며, 혈소판 위에 백혈구층, 그 위에 다시 혈소판의 층을 형성하여 Zahn의 섬유소가 엉켜진 가락모양으로 형성된다.

0004
• 혈전은 내피세포의 상해, 혈류의 울혈이나 정지, 다혈증 등의 혈액 성분이상 등으로 발생한다.

0005
• 심장판막염에 존재하던 균이나 혈액 내에 감염되었던 균에 의해 감염성 폐렴이 발생한다.

0006

0006

심근경색증을 일으킬 수 있는 원인으로 옳은 것은?

- 위의 원인 이외에 동맥경화관의 급격한 종창, 부분적으로 떨어진 경화판이 내강을 폐쇄할 때 발생한다.

┌ 보기 ┐
가. 혈전의 발생　　　　　　　　나. 동맥경화관의 종창
다. 동맥염에 의한 폐쇄　　　　　라. 심근경련으로 인한 국소빈혈

① 가, 나, 다　②가, 다　③나, 라　④라　⑤가, 나, 다, 라

✛ 문헌 이한기 외, 병리학, 수문사, 2005, p.103

0007

0007

- 심근경색증, 심장파열, 부정맥, 심장 탐포네이드, 폐색전증에서 주로 나타난다.

심근 자체의 손상이나 외압 혹은 유출로 인한 폐쇄에 의해 심근 펌프기능의 부전을 나타내는 쇼크로 옳은 것은?

① 저혈량성　　　② 저체액성　　　③ 심인성
④ 패혈성　　　⑤ 신경성

✛ 문헌 이한기 외, 병리학, 수문사, 2005, p.104

0008

0008

- 용혈성빈혈은 적혈구가 조기에 비장의 단핵성 식세포계에 의해 파괴되는 혈관외용혈과 적혈구가 혈관내에서 파괴됨으로써 빈혈이 발생하는 혈관내용혈이 있다.

적혈구 생존기간의 단축으로 발생하는 빈혈로 옳은 것은?

① 혈색소 합성저하 빈혈　② 재생불량성 빈혈　③ 용혈성 빈혈
④ 출혈성 빈혈　　⑤ 거대 적아구성 빈혈

✛ 문헌 이한기 외, 병리학, 수문사, 2005, p.272

0009

0009

- 좌심실은 심근이 가장 두텁기 때문에 가장 많이 산소를 필요로 한다.

심근경색증이 잘 발생하는 주요부위로 옳은 것은?

① 우심실　　　② 우심방　　　③ 좌심실
④ 좌심방　　　⑤ 심실중격

✛ 문헌 박희진 외, 알기쉬운 병리학, 메디컬코리아, 2007, p.151

0010

심근경색증과 관련이 있는 내용으로 옳은 것은?

ㅣ보기ㅣ

가. 황소눈알 모양의 경색부위가 나타난다.

나. 중심부는 죽거나 괴사한다.

다. 황소눈알의 바깥 부위는 허혈 상태이다.

라. 사멸된 세포는 특정효소를 방출한다.

① 가, 나, 다   ② 가, 다   ③ 나, 라   ④ 라   ⑤ 가, 나, 다, 라

❖ 문헌 박희진 외, 알기쉬운 병리학, 메디컬코리아, 2007, p.151

0011

심장전도계의 장애에 의한 심장박동 이상으로 옳은 것은?

① 류마티스성 심장병   ② 부정맥   ③ 울혈성 심부전

④ 심근증   ⑤ 고혈압 심장병

❖ 문헌 박희진 외, 알기쉬운 병리학, 메디컬코리아, 2007, p.153

0012

깊은 정맥 혈전증의 유발 위험요소로 옳은 것은?

ㅣ보기ㅣ

가. 부동   나. 탈수   다. 정맥류정맥   라. 수술

① 가, 나, 다   ② 가, 다   ③ 나, 라   ④ 라   ⑤ 가, 나, 다, 라

❖ 문헌 박희진 외, 알기쉬운 병리학, 메디컬코리아, 2007, p.155

0013

심근허혈이 발생한 환자의 경우 심근에서 볼 수 있는 세포의 변화로 옳은 것은?

ㅣ보기ㅣ

가. 글리코겐을 이용하여 에너지를 생산한다.

나. 혈류속도가 빨라진다.

다. 젖산이 축적된다.

라. 핵막의 손상이 가장 빠르다.

① 가, 나, 다   ② 가, 다   ③ 나, 라   ④ 라   ⑤ 가, 나, 다, 라

❖ 문헌 곽성규 외, 기초병리학, 정문각, 1997, p.39

0010

• 현미경 검사에서는 경색부위가 황소눈알(bull's eye)처럼 나타나기도 하며, 심근세포는 죽으면서 사이클린－의존성 키나아제(cyclin－dependent kinase, CDK), 락트산탈수소효소(lactate dehydrogenase, LDH)등의 특정효소를 대순환에 방출하기도 한다.

0011

• 정상적인 심박은 60〜100회/분의 박동을 하며 비정상적으로 빠르지만 규칙적인 경우는 조동이라고 한다.

0012

• 오랫동안 의자에 앉아있거나, 탈수에 의해 혈액의 점성도가 증가한 경우, 약해진 정맥의 혈전 발생, 골반 등의 수술 후에 발생하는 정맥혈류의 변경 등이 위험요소이다.

0013

• 심근허혈 시
  – 세포내 글리코겐을 이용하여 에너지를 생산한다.
  – 세포내 젖산이 축적된다.
  – 사립체가 가장 먼저 손상된다.
  – 세포 종창이 일어난다.

0014
- 초기소견은 심전도상 주로 흉부유도에서 T파가 뾰족하게 높아지는 것이다. 혈장 칼륨의 농도가 더 높아지면 QRS파는 점차 넓어지고 결국 sine파 모양으로 T파와 합쳐지게 된다.

0014

고칼륨혈증으로 인해 나타나는 가장 중요한 독성효과로 옳은 것은?

① 과호흡   ② 여과량 증가   ③ 심부정맥   ④ 요량증가   ⑤ 단백질 배설

✛ 문헌 Harrison's 내과학, 정담, 1997, p.276

0015
- 세포 호흡기관인 미토콘드리아(사립체)가 손상받으면 ATP생성이 감소되어 세포내 ATP가 감소하게 된다.

0015

관상동맥의 혈류차단으로 심근허혈이 유발된 환자의 심근세포에서 볼 수 있는 변화로 옳은 것은?

| 보기 |

기. 사립체(mitochondria)가 가장 먼저 손상을 받는다.
나. 세포내 당원(glycogen)을 이용하여 에너지원을 생산해 낸다.
다. 세포내 젖산(lactic acid)이 축적된다.
라. 세포 종창이 일어난다.

① 가, 나, 다   ② 가, 다   ③ 나, 라   ④ 라   ⑤ 가, 나, 다, 라

✛ 문헌 곽성규 외, 기초병리학, 정문각, 2005년, p.41

0016
- 혈전은 육안적 상태로 볼 때 백색혈전, 적색혈전, 혼합혈전으로 나누어진다. 혼합혈전은 혈소판과 섬유소로 구성된 백색층과 적혈구의 적색층이 교대로 배열되어 이루어진 잔선(line of Zahn)이라고 하는 층상구조소견이다.

0016

혈전 생성에 대한 서술이다. ( )안에 적합한 혈전형태는?

| 보기 |

• 혈관벽에 먼저 혈소판의 유착이 일어나고 그 위에 백혈구가 부착되어 층상구조를 이루는 것은 (A)혈전이며, 혈액응고 같은 기전에 의해 일어나며 석출된 섬유소망 중에 다수의 혈구가 엉겨있는 것은 (B)혈전이다.

	①	②	③	④	⑤
A	백색	백색	적색	적색	혼합
B	적색	혼합	백색	혼합	백색

✛ 문헌 김본원 외, 알기쉬운 병리학, 현문사, 2006, p.110

0017
- 혈전의 성분은 섬유소, 혈소판, 적혈구, 백혈구 등이다.

0017

혈전 형성에 영향을 미치는 원인으로 옳은 것은?

| 보기 |

가. 혈관 내피의 손상   나. 혈류의 변화
다. 혈액응고 인자의 변화   라. 측부순환

① 가, 나, 다   ② 가, 다   ③ 나, 라   ④ 라   ⑤ 가, 나, 다, 라

✛ 문헌 박희진 외, EMT기초의학, 현문사, 2005, p.519

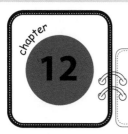

호흡기계

01 낭종 및 후두낭종(Cyst and Laryngocele)

- 후두낭종은 편평상피나 호흡상피로 내벽이 구성되어 있고 점액 또는 공기를 함유하고 있다.
- 이것은 선천성 또는 후천성으로 발생한다. 후두류는 후두미부가 확장되어 낭성 변화를 일으킨 것인데 내부는 주로 공기로 차 있다.
- 임상적 증상으로는 애성(쉰 목소리), 호흡곤란이나 반사적인 기침 등이 있다.

02 상기도 염증

1) 급성 카타르성 비염(Acute catarrhal rhinitis)

- 감기를 일으키는 아데노바이러스(adenovirus)에 의해 상기도 점막은 가끔 침출성염을 일으킨다. 급성 카타르성 코염(비염)에서는 코(비)점막이 붉게 부어올라 장액점액성 내지는 점액농성의 침출액이 다량 나오고 호산구가 다량 함유되어 있다.
- 조직상으로는 기질에 현저한 부종과 호산구, 림프구, 형질세포 등의 침윤이 있다.

2) 알레르기성 코염(알레르기성 비염 Allergic rhinitis)

- 알레르기를 일으키는 원인인 알레르겐(allergen)에 과민반응으로 대부분 꽃가루가 원인이다.
- 면역글로블린 E관련 면역반응으로 호산구, 호염구, 중성구, 대식세포 등의 침윤과 심한 부종이 있다.

3) 위축성 코염(위축성 비염 Atrophic rhinitis)

- 코안(비강)점막에 현저한 가피를 형성하는 것으로 주로 젊은 여성에 많다.
- 상피세포가 박리되면서 림프구의 침윤이 있고 후에는 상피성 화생을 일으킨다.

4) 만성 코염(만성비염 Chronic rhinitis)

- 급성 코염(급성비염)의 반복과 자극의 지속, 체질 등의 원인으로 나타나며 점막에 종창과 점액고름성(농성)의 침출액을 볼 수 있다.
- 주로 중비도에 잘 생기고 부비강에 농즙이 저류하면 축농증이라고 한다.

03 상기도 종양

1) 양성종양

(1) 용종

- 코안(비강)에 발생하는 것은 알레르기에 의한 것이 많다.
- 성대 부근에 발생하는 직경 1cm 미만의 육경을 가진 결절형으로 가수들에게 많이 발생한다.
- 흡연을 많이 하는 성인 남자에서도 호발하고 쉰목소리가 난다.

(2) 유두종

- 성인은 보통 한 개, 소아는 다발성으로 나타난다.
- 체표나 점막표면에 돌출하여 주로 상피세포, 성대 부근에 발생하는 종양으로 육안적으로 보면 산딸기 모양이며 HPV II(human papillom virus)가 원인이다.
- 쉰목소리가 나고 심하면 호흡곤란을 일으킨다.

2) 악성종양

- 대부분 편평상피암으로 부비강과 후두에 많이 발생한다.
- 후두암은 발성의 변성, 동통, 객혈 등을 호소한다.

04 무기폐(Atelectasis)

- 허파(폐)의 불완전한 확장 또는 이미 팽창된 허파(폐)조직의 허탈을 말하며, 허파(폐)가 재확장될 수 있기 때문에 가역성 장애로 간주된다. 심한 경우는 산소결핍을 가져오며 염증이 잘 일어난다.

- 후천성 무기폐는 원칙적으로 성인에서 발생하는데 신생아, 특히 미숙아에서 많이 보인다.

1) 태아성 무기폐

태아의 허파(폐)는 태생 후기에 활발하게 발육하는데 허파꽈리(폐포)가 아직 허탈되어 있고 허파꽈리(폐포)벽도 접혀져 있어 전혀 공기를 함유하지 못하는 경우

2) 후천성 무기폐

- 압박성 무기폐(compressive atelectasis)
- 외부 압박으로 팽창될 수 없는 상태로 주로 가슴막공간(흉강)내에 누출액이나 삼출액이 저류한 경우, 공기가슴(기흉)을 일으킨 경우, 배안내(복강내) 종양 등에 의해서 발생한다.
- 폐색성 무기폐(obstructive atelectasis) : 기관지 내강이 폐색되어 허파꽈리(폐포)강내에 함유되어 있던 공기가 서서히 흡수되어 허파꽈리(폐포)가 허탈된다.
- 수축성 무기폐(contractive atelectasis) : 허파(폐)조직의 국소적인 섬유화에 의해 허파(폐)실질의 국소적인 수축으로 일어난다.
- 반상 무기폐(patchy atelectasis) : 신생아나 성인의 호흡곤란증후군 때 허파(폐)표면 활성제의 소실시에 발생한다.

05 허파(폐)의 순환장애

1) 폐부종과 폐울혈(Pulmonary edema and pulmonary congestion)

- 폐부종은 혈류역동학적 장애나 미세혈관 손상에 의한 직접적인 모세혈관 투과성의 증가로 발생한다.
- 좌심부전에 빠진 환자에서 좌심계의 기능이 저하되어 정맥압과 모세혈관압이 높아지고 혈장성분이 혈관외로 누출하기 때문에 발생한다.
- 장기간의 좌심부전은 폐부종에 이어 허파(폐)에서 출혈이 일어나 허파(폐)의 할면에 갈색반이 생긴다. 이때 허파꽈리(폐포)벽에서는 섬유화도 일어나 허파(폐)는 경화가 되는데 이러한 현상을 갈색경화(brown induration)라고 한다.

2) 폐색전증과 폐경색증(Pulmonary embolism and

pulmonary infarction)

- 다리(하지)정맥 등에 혈전이 생기면 그것이 떨어져서 혈류를 따라 아래대정맥(하대정맥) → 우심방 → 우심실로 운반되고 허파(폐)동맥을 막는 수가 있다. 이것을 폐색전증이라 한다.
- 작은 혈전조각이 미세한 허파(폐)동맥 분지에 막힐 경우 환자는 무증상일 수도 있지만 가슴(흉)통, 기침, 혈담, 호흡곤란 등을 호소할 수도 있다. 이 경우에는 폐색한 허파(폐)동맥 분지의 지배영역에서 폐경색증이 나타난다. 95% 이상의 혈전이 심부정맥 혈전증에서 유래된다.

06 폐렴(Pneumonia)

1) 대엽성 폐렴(Lobar pneumonia)

- 그룹성 폐렴이라고도 하는데 허파(폐)엽에 일률적으로 염증성 삼출이 일어난다.
- 폐렴쌍알균(폐렴쌍구균) 감염에 의한 경우가 많다.

2) 기관지 폐렴(Bronchopneumonia)

- 소엽성 폐렴이라고도 하며 상기도의 감염이 허파(폐)까지 진행되어 일어나는 경우가 많다.
- 포도상알균(포도상구균), 연쇄상알균(연쇄상구균) 등에 의한 경우가 많다.
- 허파(폐)는 삼출이 일어나기 때문에 무겁고 절단면을 보면 함기량이 감소되고 모양이 불규칙한 작은 백반이 많이 나타나 있다.

3) 간질성 폐렴(Interstitial pneumonitis)

- 허파꽈리(폐포)벽에 삼출이 나타나고 두터워진다.
- 마이코플라스마, 바이러스의 감염에 의해 발생한다.

07 허파고름집(폐농양 Lung abscess)

- 병리적인 현상
  - 국소적 괴사
  - 이물질 흡입이나 폐암의 2차적 감염
  - 기침, 고열, 가슴(흉)통, 체중감소 등이 나타나며 심한 악취가 나는 고름성(농성) 또는 혈성 가래(객담)를 다량 배출한다.

- 허파(폐)조직의 국소적인 괴사를 특징으로 하는 화농성 병변이다. 과거에는 편도절제술 같은 입안(구강)-인두의 외과적 처치 후 주로 발생하였으나 현재는 이물질의 흡입이나 폐암의 2차적인 감염에 속발되어 출현하는 경향이 많다.
- 대부분의 항생제 치료로 후유증 없이 치료된다.
- 호발부위는 오른허파의 아래엽(우측 폐하엽), 오른허파의 위엽(우측 폐상엽), 왼쪽허파의 아래엽(좌측 폐하엽) 순이다.
- 특히 오랫동안 침대에 누워있는 환자들의 경우는 아래엽(하엽)의 위분절(상분절)에서 잘 나타난다.

08 만성폐색성 폐질환과 억제성 폐질환

1) 만성폐색성 폐질환(Chronic obstructive pulmonary disease, COPD)

⑴ 허파공기증(폐기종 pulmonary emphysema)
- 무기폐와는 반대 소견으로 허파(폐)의 공기용량이 과잉으로 증가된 상태이다.
- 종말세기관지 먼쪽부위(원위부)의 기도(숨길)이 영구적으로 비정상적인 확장을 일으키고 이들 벽의 파괴가 동반되는 매우 흔한 질환이다.
- 심한 흡연, 공기오염 등과 관련이 있으며 임상적으로 기침, 호흡성 산혈증, 혼수 등에 의해 우심부전이 발생하고 환자는 만성적 저산소증 때문에 가로막(횡격막) 호흡으로 인한 가슴우리(흉곽)확장과 호흡기 감염이 발생한다.

⑵ 만성기관지염(chronic bronchitis)
- 만성기관지염은 기침과 가래가 최소 연속되는 2년 사이에 매년 2개월 이상 지속되는 경우를 말한다.
- 드물게 만성염증이 세기관지에서 강하게 일어나는 경우가 있다.
- 허파공기증(폐기종)과 만성기관지염의 비교

⑶ 기관지 천식(Bronchial asthma)
- 기관지의 발작적 수축을 일으킬 수 있는 여러 종류의 자극에 대하여 기관과 기관지의 민감한 반응을 특징으로 하는 질환이다.

- 면역과 연관이 있는 질병이며 갑작스런 호흡곤란이나 천명이 나타난다.

⑷ 기관지 확장증(bronchiectasis)
- 기관지벽의 병변으로 탄력성이 상실되고 비가역적 확장이 초래된다.
- 확장된 기관지는 기관지 점막으로부터 나온 분비물이나 삼출액이 정체하기 때문에 세균번식의 배지로 되어 감염증의 온상이 된다.
- 가래, 기침 등의 기관지 자극증상과 함께 분비물 때문에 기관지의 폐쇄증상이 보이며 임상적으로 폐암이나 결핵과 비슷하다.
- 중, 소 기관지에 잘 발생하고 허파아래엽(폐하엽)에 많지만 결핵병소 주위의 것은 위엽(상엽)에도 발생한다.

⑸ 외인성(아토피성 또는 알레르기성) 천식
- 천식의 가장 흔한 형태로 주로 먼지, 꽃가루, 동물의 털이나 음식물 등 환경적인 항원에 의해 유발되며 가족력이 있고 다른 형태의 알레르기 질환(알레르기성 코염이나 아토피성 피부염)을 동반한다.
- 제1형의 IgE 매개성 과민반응의 전형적인 형태이며 비만세포(mast cell)가 관여한다.

⑹ 내인성 천식
- 호흡기계 감염이 있는 경우이고 주로 virus가 유발인자이다.
- 육안적으로 허파(폐)는 과팽창과 부분적인 무기폐를 보인다.
- 기관지와 세기관지를 막고 있는 점액덩어리가 보인다.
- 현미경 관찰시 점액덩어리 내에 호산구 및 curschmann's spirals(기관지천식 발작시 객출되는 나선소체)가 나타난다.

⑺ 폐결핵(pulmonary tuberculosis)
- 원발성 폐결핵(primary tuberculosis)
  - 결핵균에 오염된 공기가 기도를 통해 허파(폐)에 들어가 감염을 일으킨다.
  - Gohn 병소로부터의 전이, 허파문 및 림프절로부터 전이가 있으며 주로 건락성 기관지 폐렴이 발생된다.
  - 대다수의 환자들에서 증상 없이 섬유화와 석회화로

치유된다.
- 예외적으로 유·소아나 면역결핍 상태인 성인들에서 결핵성 공동을 형성하거나 결핵성 폐렴 또는 속립성 결핵으로 진행될 수 있다.
- 만성 또는 속발성 폐결핵(Chronic or secondary pulmonary tuberculosis)
- 진행성 폐결핵(Progressive pulmonary tuberculosis)
- 전신성 또는 속립성 폐결핵(Systemic or miliary tuberculosis) : 전신에 나타나는 결핵증

2) 기관지암종(Bronchogenic carcinima)
- 우리나라에서 기관지암종은 위암, 간암 그리고 여자의 목(경)부암 다음으로 4번째 많은 암종이며 50대와 60대 남자에서 호발한다.
- 원인은 흡연, 산업적 유해인자(방사선, 석면, 비소 등), 대기오염, 유전적 인자, 반흔 형성 등이다.

09 폐암(Lung cancer)

1) 원발성 폐암
- 거의 모든 폐암은 기관지점막의 상피세포에서 발생되는데 암이 기관지의 어느 부위에서 발생되느냐에 따라 폐문형 폐암과 말초형 폐암으로 구분한다.
- 폐문형 폐암은 암이 폐문 가까이의 굵은 기관지에서 발생한 것이고 말초형 폐암은 기관지의 말초에서 나와 가슴(흉)막 가까이에서 발생된 것이다.
- 폐암발생과 가장 관계가 깊은 것은 흡연이다.

2) 전이성 폐종양(Metastatic lung tumor)
- 종류는 유암, 위암, 자궁암, 대장암, 융모암 등의 전이가 많으나 다양한 암이 허파(폐)에서 전이를 일으킨다.
- 전이성 폐종양에서는 허파(폐)내에서 전이의 결절이 생기는 경우가 많다.

10 신생아의 폐질환

1) 대량 흡인 증후군(Massive aspiration syndrome)
- 분만 중 어떤 원인으로 태아가 산소 결핍에 빠지면 호흡운동이 현저히 항진되어 대량의 양수를 흡입하게 된

다. 이때 창자(장)의 운동도 항진되기 때문에 양수와 함께 태변도 허파(폐)내로 흡입하게 되는데 이 경우를 대량 흡인 증후군이라고 한다.

2) 신생아 초자 양막증(Neonatal hyaline membrane disease)
- 분만 후 1, 2시간은 정상호흡을 하던 신생아에게 호흡곤란과 청색증이 나타나고 심한 경우 발병 2, 3일 내에 사망하는 경우가 있다.
- 사망한 신생아의 허파(폐)는 암적색으로 수축되어 있다.
- 호흡 세기관지에서 허파꽈리(폐포)간은 과도하게 확장되어 있고 허파꽈리(폐포)관의 내면에는 두꺼운 초자 양막이 부착하고 있다.
- 이 질환은 미숙아에 많으며 출생시 체중이 1.5kg 이하의 신생아에서 일어나기 쉽다.
- 신생아의 허파(폐)에서는 표면활성물질이 충분히 만들어져 있지 않기 때문에 출생 후에 허파꽈리(폐포)가 확장되지 않아 발생한다.

3) 폐렴(Neonatal pneumonia)
- 분만이 특히 길어지는 경우에 많이 일어난다.
- 태아가 오염된 양수를 흡인함으로써 일어나고 출생후 세균이나 바이러스 감염 등에 의해 일어난다.

11 가슴막(흉막)의 질환

1) 물가슴증(흉수증 Hydrothorax)
울혈성 심부전이나 고도의 저단백혈증 환자에서 가슴막공간(흉강)내에 과잉으로 비염증성 혈장성 수분이 저류된 상태로 심부전이 가장 큰 원인이다.

2) 가슴막염(흉막염 Pleuritis)
- 초기에는 감기증상과 비슷하고, 습성 흉막염은 삼출액이 고여 호흡곤란을 동반한다.
- 가슴막(흉막)의 염증을 가슴막염(흉막염)이라 하고 이때 가슴막공간(흉강)에는 삼출액이 저류하고 있다.
- 폐렴과 폐결핵이 가슴막(흉막)으로 파급되었을 때 일어나며 전신성 홍반성 낭창과 만성류마티스 관절염 등의 교원병에서 흔히 가슴막염(흉막염)이 합병한다.

3) 공기가슴증(기흉 Pneumothorax)

- 정상인 경우 가슴막공간(흉강)내의 압력은 밖의 압력보다 음압($-5 \sim 18 cmH_2O$)이므로 가슴막공간(흉강)과 밖의 공기가 소통하면 가슴막공간(흉강)내에 대량의 공기가 들어간다. 이것이 기흉이다.
- 이때 허파(폐)는 가슴막공간(흉강)내로 들어온 공기의 압력에 의해 압박성 무기폐가 된다.
- 원인 질환은 주로 허파공기증(폐기종), 기관지천식, 폐결핵, 폐농양, 자상 등이며 심각한 흉통을 동반하고 호흡은 얕고 약하다.

4) 혈액가슴(혈흉 Hemothorax)

가슴막공간(흉강)내의 혈액의 축적으로 거의 대동맥 파열로 인한다.

5) 암죽가슴증(유미흉 Chylothorax)

- 가슴막공간(흉강)내에 림프액이 축적되는 것으로 암죽(유미액)은 지방을 다량 함유하여 우유빛으로 보이며 주로 좌측성이 많다.
- 원인은 주로 가슴막공간(흉강)내의 악성 림프종 같은 악성종양에 의한다.

0001

- 원발성 폐포확장 부전 : 뇌의 호흡중추 미발육으로 불충분한 호흡
- 속발성 폐포확장 부전 : 호흡을 하고 며칠 후에 사망했을 때 볼 수 있으며, 신생아가 산도를 통과할 때 분비물이나 혈액을 흡인했을 때, 모체의 마취로 태아의 호흡이 억압되었을 때, 계면활성제가 결핍되었을 때 등에서 볼 수 있다.

0002

- 폐기종은 종말세기관지 원위부의 기도가 영구적으로 비정상적인 확장을 일으키고 이들 벽의 파괴가 동반되는 폐의 함기량 이상 질환이다.

0003

- 좌심실부전은 심근경색을 비롯한 여러 질환에서 잘 일어난다.

0004

- 정수압 차이에 의한 것 : 좌심실부전, 승모판막증 등
- 삼투압 차이에 의한 것 : 저단백혈증, 과도한 수액 등
- 모세혈관 기저막 상해에 의한 것 : 요독증, 고농도 효소 등

0005

- 호발부위는 우폐하엽, 우폐상엽, 좌폐하엽 순이다.

0001

신생아에서 볼 수 있는 원발성 폐포확장 부전의 원인으로 옳은 것은?

① 산도를 통과할 때 분비물 흡인   ② 뇌의 호흡중추 미발육

③ 모체의 마취   ④ 분만과정 혈액흡인   ⑤ 계면활성제의 결핍

✢ 문헌 이한기 외, 병리학, 수문사, 2005, p.53

0002

폐의 함기량 이상으로 발생하는 질환으로 옳은 것은?

① 폐울혈   ② 폐수종   ③ 폐색전   ④ 폐기종   ⑤ 폐경색

✢ 문헌 이한기 외, 병리학, 수문사, 2005, p.240

0003

다음과 같은 특징을 나타내는 폐의 순환장애로 옳은 것은?

┃보기┃
- 폐의 모세혈관에 혈액이 체류한 상태
- 거의 좌심실부전에 의한다.

① 폐울혈   ② 폐수종   ③ 폐색전   ④ 폐기종   ⑤ 폐경색

✢ 문헌 이한기 외, 병리학, 수문사, 2005, p.240

0004

폐수종의 원인으로 옳은 것은?

┃보기┃
| 가. 정수압 차이 | 나. 모세혈관 기저막 상해 |
| 다. 삼투압 차이 | 라. 동맥과 정맥의 혈압차이 |

① 가, 나, 다   ② 가, 다   ③ 나, 라   ④ 라   ⑤ 가, 나, 다, 라

✢ 문헌 이한기 외, 병리학, 수문사, 2005, p.241

0005

다음과 같은 특징을 보이는 폐의 염증으로 옳은 것은?

┃보기┃
- 국소적인 괴사를 특징으로 하는 화농성 농양을 만드는 병변이다.
- 기침, 고열, 흉통, 체중감소 등이 나타난다.
- 악취가 나는 농성 또는 혈성 객담을 다량 배출한다.

① 대엽성 폐렴   ② 바이러스성 폐렴   ③ 폐농양   ④ 폐괴저   ⑤ 기관지폐렴

✢ 문헌 이한기 외, 병리학, 수문사, 2005, p.242

0006

분진이나 에어로졸(aerosol)흡입으로 인한 미만성 간질성 폐질환(광범위사이질폐병)으로 옳은 것은?

① 진행성 폐결핵   ② 속립성 결핵   ③ 속발성 폐결핵

④ 석면폐증   ⑤ 진폐증

✛ 문헌 이한기 외, 병리학, 수문사, 2005, p.244

0007

비염증성 흉막 삼출로 옳은 것은?

보기

| 가. 화농성 흉막염 | 나. 흉수종 | 다. 출혈성 흉막염 | 라. 혈흉 |

① 가, 나, 다   ② 가, 다   ③ 나, 라   ④ 라   ⑤ 가, 나, 다, 라

✛ 문헌 이한기 외, 병리학, 수문사, 2005, p.247

0008

다음과 같은 특징을 보이는 호흡기의 상태로 옳은 것은?

보기

- 흉막강 안에 공기나 가스가 들어차 흉벽과 허파쪽이 떨어져 있는 상태
- 기종성 낭포파열, 폐농양 등이 원인이다.
- 폐를 압박하여 호흡곤란을 초래할 수 있다.

① 공기가슴증(기흉)   ② 중피종   ③ 종격동염

④ 흉수종   ⑤ 유미흉

✛ 문헌 이한기 외, 병리학, 수문사, 2005, p.247

0009

다음과 같은 특징을 보이는 호흡기계통의 질환으로 옳은 것은?

보기

- 폐포낭에 다량의 공기가 머문다.   • 흡기는 쉽지만 호기는 힘들다.
- 오무린 입술과 술통형 가슴을 보인다.

① 폐공기종   ② 무기폐   ③ 폐렴

④ 폐농양   ⑤ 폐결핵

✛ 문헌 박희진 외, 알기쉬운 병리학, 메디컬코리아, 2007, p.172

해설

0006
- 미만성 간질성 폐질환(diffuse interstitial pulmonary disease)은 진폐증, 규폐증, 석면폐증 등이 있다.

0007
- 흉수종, 혈흉, 유미흉 등은 비염증성 흉막 삼출로 구분한다.

0008
- 유발적 기흉의 원인 : 폐기종, 기관지천식, 폐결핵 및 폐농양
- 특발성 기흉의 원인 : 폐첨부의 흉막하 수포 파열

0009
- 들이마신 공기가 폐포에 갇히므로 호기 때는 힘이 든다. 폐포에 갇힌 공기를 잘 배출하기 위해 의자의 등받이에 기대는 자세를 취하며, 과도한 호흡 노력에 의해 얼굴과 피부가 붉게 되어 핑크빛 얼굴이 되기도 한다.

해설

0010
• 대개는 폐의 작은 일부분에 발생하고 점액 마개에 의해 기도가 막히는 경우에도 발생한다.

0011
• 외상 부위에서 공기가 빨려드는 호흡음이 들리기도 한다. 손상 받은 쪽의 공기압이 증가하면서 종격이 손상 받은 반대쪽으로 이동한다. 종격의 편위가 보이는 것은 응급상황이다.

0012
• 심각한 폐색전증에서는 쇼크 또는 사망할 수도 있다.

0013
• 후두기관지염이라고도 한다.

0010

다음과 같은 특징을 보이는 호흡기계통의 질환으로 옳은 것은?

┃보기┃
• 폐에 공기가 없는 상태
• 통증이나 늑골골절에 따른 부적절한 호흡 등으로 발생
• 호흡곤란, 청색증, 불안증을 보인다

① 폐공기종　② 무기폐　③ 폐렴　④ 폐농양　⑤ 폐결핵

✛ 문헌 박희진 외, 알기쉬운 병리학, 메디컬코리아, 2007, p.173

0011

다음과 같은 특징을 보이는 호흡기계통의 질환으로 옳은 것은?

┃보기┃
• 가슴막공간(흉막강)에 공기가 찬 상태
• 총상, 자상, 흉부 압착 등의 외상으로 종종 발생한다.
• 호흡은 약하고 얕다.

① 흉막염　② 흉수　③ 기흉　④ 농흉　⑤ 폐부종

✛ 문헌 박희진 외, 알기쉬운 병리학, 메디컬코리아, 2007, p.178

0012

다음과 같은 특징을 보이는 호흡기계통의 질환으로 옳은 것은?

┃보기┃
• 폐동맥이 혈전이나 색전에 의해 갑자기 막힌 상태
• 흉통, 호흡곤란, 불안증, 청색증 등을 유발한다.

① 흉막염　② 흉수　③ 폐부종　④ 농흉　⑤ 폐색전증

✛ 문헌 박희진 외, 알기쉬운 병리학, 메디컬코리아, 2007, p.180

0013

다음과 같은 특징을 나타내는 아동기의 호흡기질환으로 옳은 것은?

┃보기┃
• parainfluenza virus 1과 2에 의해 발병한다.
• 상기도 감염으로 심한 기침을 하고 흡입협착음이 나타난다.
• 후두경련이 일어나고 밤에 숨쉬기가 어렵다.

① 천식　② 크룹　③ 폐렴　④ 인두염　⑤ 만성기관지염

✛ 문헌 박희진 외, 알기쉬운 병리학, 메디컬코리아, 2007, p.444

0014

기관지 확장증의 호발 부위로 옳은 것은?

① 폐 상엽   ② 폐 하엽   ③ 폐 중엽   ④ 폐 첨부   ⑤ 폐 사열부

  ✚ 문헌 박희진 외, EMT기초의학, 현문사, 2005, p.569

0015

호흡기계 감염병으로 옳은 것은?

① 유행성간염   ② 백일해   ③ 페스트   ④ 재귀열   ⑤ 장티프스

  ✚ 문헌 박희진 외, EMT 기초의학, 현문사. 2010, p.798

0016

다음과 같은 병인과 증상을 나타내는 흉부질환으로 옳은 것은?

┃보기┃
- 흉막강 안에 공기가 차고 폐조직의 파열
- 종격의 편위
- 공기가 빨려드는 호흡음

① 흉수   ② 기흉   ③ 폐심장증   ④ 폐부종   ⑤ 농흉

  ✚ 문헌 박희진 외, 알기쉬운 병리학, 메디컬코리아, 2007, p.178

0017

흉강과 밖의 공기가 흉강내로 흡인되어 나타나는 증상은?

① 흉막염   ② 혈흉   ③ 폐공기증(기흉)   ④ 흉수   ⑤ 농흉

  ✚ 문헌 박희진 외, 알기쉬운 병리학, 메디컬코리아, 2007, p.178

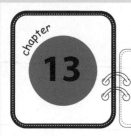

소화기계

01 입안(구강) 질환

1) 칸디다증 또는 아구창(Candidiasis or Oral thrush)

- Candidas는 정상적으로 입안(구강)에 상존하고 있다가 기회가 주어지면 감염 증상을 일으키는 대표적인 기회 감염성 질환이다.
- 특히 만성 소모성 질환이나 면역억제제 투여 및 악성종양시 화학요법을 받은 경우에 흔히 나타난다.
- 임상적으로는 입안(구강)점막에 우유빛의 백태를 형성하는데 벗기려 하면 출혈이 일어난다.
- 아구창은 입안(구강)내 칸디다증으로 발열과 위장 증상을 동반한다.

2) 입안(구강) 종양(Tumor)

- 양성은 상피성 종양에 편평상피성 유두종이 있고 혀, 치육, 볼(협)점막 등에 발생한다.
- 악성은 편평상피암이 많고 발생 부위에 따라 치육암, 혀암(설암), 볼점막암(협점막암), 입아래부암(구저부암), 입술암(구순암) 등으로 나눈다.
- 혀암(설암)은 옆 가장자리에, 입술암(구순암)은 아랫입술(하구순)에 많이 발생하고 궤양을 동반하는 경결을 일으킨다.

02 침샘(타액선) 질환

1) 염증

- 볼거리(급성 유행성 귀밑샘염 mumps)
  - 바이러스에 의한 전신성 감염질환으로 소아에게 잘 걸리고 발열, 동통, 귀밑샘(이하선) 종창이 발생하며 사춘기 이후 환자에게는 고환염, 난소염 등이 발생하기도 한다.
  - 이는 이자(췌장), 고환, 난소 등 다른 전신장기를 침범하기도 한다.
  - 호흡방울 감염에 의하여 전염되며 2~4주의 잠복기

이후에 양측성의 귀밑샘(이하선) 비대를 주로 보인다.
- 고환염을 유발한 경우 드물게 불임의 원인이 될 수도 있다.

2) 침샘(타액선) 종양

- 침샘(타액선) 종양의 대부분은 귀밑샘(이하선)에서 발생되고 그 다음으로 턱밑샘(악하선)과 작은침샘(소타액선)에서 발생된다.
- 90% 이상이 상피성이다.
- 연령적으로는 장년기의 여자에서 호발한다.
- 침샘(타액선) 종양의 대부분은 실질조직에서 유래되는 상피성 종양이며 사이질(간질)조직에서 유래되는 비상피성 종양은 매우 드물다.
- 침샘(타액선)의 상피성 종양은 조직학적 양상이 다양하여 현재까지도 분류나 명칭이 완전치 못하다.
- 임상 증상은 종괴 촉지가 가장 흔한 소견이고 그밖에 동통이나 얼굴(안면)신경마비 등이 나타난다.

03 식도 질환

1) 종양

- 대체로 남자에게 많지만 상부식도암은 여성에게 많고 흡연자나 음주애호가에 많다.
- 생리적 협착부의 앞(전)벽에 호발하고 음식물의 기계적 자극과도 관련이 있다.
- 조기 식도암은 육안적으로 반상, 미만상, 태상융기, 유두상 등의 형태를 취하지만 고유근층보다 깊은 침윤을 나타내는 진행암은 육안적으로 융기형, 궤양국한형, 궤양 침윤형, 미만침윤형의 4유형으로 구별한다.
- 가끔 림프관 침습에 의한 국소진전을 나타내고 이것에 의해 낭종양이 보인다.

2) 선천성기형 및 운동장애

(1) 선천성기형
- 식도 폐쇄
- 식도 결손
- 식도 협착
- 식도환 및 식도망
- 낭성병변

(2) 운동장애
- 열공성 탈출증
- 이완불능
- 식도곁주머니(게실)
- 열상

3) 식도곁주머니(게실)의 유발 원인
- 식도 내강의 압력상승
- 식도 근층의 발육불량
- 세로칸(종격동)의 염증성 유착

4) 바렛(Barrett) 식도
위 내용물의 역류가 빈번할 경우 식도 하부가 위점막의 원주상피로 덮히는 경우

04 위 질환

1) 급성위염(Acute gastritis)
- 대개 일과성으로 염증을 일으키는 자극이 급격히 위점막에 작용했을 때 일어난다.
- 점막의 충혈, 까짐(미란)이 있고 점액분비가 증가하여 점막면을 싸고 심할 때는 위막까짐(미란), 궤양도 함께 일어난다.
- 아스피린 남용, 알코올 과음, 과도한 흡연, 식중독, 스트레스 등이 원인이다.

2) 만성위염(Chronic gastritis)

(1) 얕은(표재성) 위염
- 점막 1/3의 점막고유층에 현저한 림프구와 형질세포의 침윤이 있다.
- 위샘의 위축은 없고 다른 만성 위염과 공존하는 경우가 많다.

(2) 위축성 위염
대표적인 만성 위염으로 점막고유층의 염증세포 침윤이 더해지고 상피성분의 위축성 변화가 가벼운 정도로부터 중등도에 보인다.

(3) 위 위축
만성위염의 말기상으로 악성 빈혈환자나 고령자에서 볼 수 있다.

(4) 비대성 위염
위샘이나 위소와의 증식이나 연장이 있어 점막의 비후가 확실한 것이다.

3) 소화성 궤양(Peptic ulcer)
- 소화성 궤양은 산과 펩신에 노출된 위장관의 어떤 곳에서도 발생할 수 있는 질환으로서 대개 만성적인 경과를 취한다.
- 발생부위는 샘창자(십이지장)(특히 제1부), 위(특히 안뜰부위), Barrett 식도, 위장관 문합부 및 이소성 위점막에 있는 Meckel 곁주머니(게실)의 순으로 잘 생기나 98~99%가 샘창자(십이지장) 및 위에서 발생한다.
- 위궤양은 퇴행성 병변이다.
- 임상적으로 무증상에서부터 심한 상복부 동통까지 다양하며 샘창자(십이지장) 궤양에서는 대개 공복시 통증을 호소하나 위궤양에서는 식후에 통증을 호소하기도 한다.

4) 폴립(용종 Polyp)

(1) 증식성 폴립(증식성 용종 hyperplastic polyp)
- 위 폴립 중 가장 많은 것으로 대부분 안뜰부위(전정부)에서 발생하지만 위몸통부위(위체부)에도 많다.
- 소형은 무경성(無莖性)이지만 대형은 유경성으로 된 적색을 띤다.
- 조직학적으로는 위소와의 과형성과 연장, 위샘의 증식과 확장, 염증세포 침윤, 부종, 모세혈관의 신생을 동반하는 섬세한 사이질(간질)로부터 이루어진다.

(2) 샘종(선종 adenoma)
- 종양의 성격을 갖는 이형상피세포로 되는 병변으로 중고령자에서 호발한다.

- 호발부위는 대부분 안뜰부위(전정부) 작은굽이(소만구역)에 위치하고 보통 단일 발생한다.
- 2cm 이상의 것도 있으나 대부분 직경 2cm 이하로 무경성이나 편평상 융기를 나타낸다.

(3) Peutz-Jeghers polyp

입술(구순), 입안(구강), 입둘레, 손, 발, 피부의 색소침착과 위장의 점막 폴립(용종)을 합병하는 상염색체 우성 유전성 질환인 Peutz-Jeghers증후군 때 보이며 대부분 다발성이다.

5) 위암(Gastric cancer)

- 위에서 발생하는 악성종양 중 약 95%를 차지한다.
- 위내시경 검사나 생검으로 진단한다.
- 안뜰부위(전정부) 작은굽이(소만부위), 안뜰부위(전정부)의 앞, 뒷벽 등에서 호발하고 들문(분문)이나 위몸통부위(위체부)에서도 발생한다.
- 점막이나 점막하까지 침윤된 조기암(표재암)과 고유근층 이하로 진입한 진행암(진전암)으로 나뉜다.
- 조기암은 I형(융기형), II형(표재형), III형(함몰형)의 3형으로 분류하고 II형은 IIa형(표재 융기형), IIb형(표재 평탄형), IIc형(표재 함몰형)으로 다시 분류한다.
- 조직학적인 형태는 대부분 샘암(선암)이지만 조직상은 다양하다.
- 림프관내 침윤이 많다.
- 절제한 목부위(경부) 림프절에서 점액을 산출하는 악성종양의 증식을 보이면 위암의 전이를 의심할 수 있다.
- 암은 보통 점막내에 발생하고 가로(수평)방향과 세로(수직)방향으로 진전하는데 내강으로의 증식은 유두상 융기를 형성한다.

05 창자(장) 질환

1) 창자막힘증(장폐색증 Ileus)

- 창자관 내용물의 통과가 장해를 받아 일어나는 위중한 상태로 기능적 창자막힘증(장폐색)과 기계적 창자막힘증(장폐색)이 있다.
- 기능적 창자막힘증(장폐색)은 창자(장)의 마비, 이완, 개복술(laparotomy) 후에 볼 수 있고 기계적 창자막힘증(장폐색)은 창자관(장관)이 꺾여서 휘거나 내강이 협착

되는 단순성과 창자관(장관)이 끈 모양으로 흩어져서 엉망이 되었거나 중첩된 경우이다.
- 창자사이막(장간막)의 혈관이 눌려서 전층에 혈액이 충만되어 암적색을 나타내면서 괴사되고 창자내균(장내균)이 감염되어 괴저가 일어난다.
- 심한 선통성 동통이 있고 변 냄새가 나는 액을 토하며 복부에서 팽창된 창자(장)가 강하게 유동하는 것을 느낄 수 있다.

2) 회전장애

- 정상적으로 생리적 창자(장)탈장이 시작하여 창자(장)가 다시 배인(복강)내로 들어오면서 완성되며 완전한 비회전과 부분적인 회전부전이 있다.
- 비회전은 배꼽(제)탈장을 동반하고 창자(장)의 일부가 배안(복강)내로 들어오지 못하고 가로막(횡격막) 탈장을 초래하며 샘창자(12지장)의 C자 모양이 소실된다. 작은창자(소장)가오른쪽(우측)에 위치하며 막창자(맹장)와 잘록창자(결장)은 왼쪽(좌측)에 위치한다.
- 회전부전은 정상적인 창자(장)회전 과정 중 어느 부분에서 정지하게 될 때 발생하며 밖에서 샘창자(12지장)을 압박할 경우 막창자(맹장)하강의 이상이 잘 발생한다.

3) 급성막창자꼬리염(급성충수염 Acute appendicitis)

- 막창자꼬리염(충수염)은 주로 청장년기에 발생하며 막창자꼬리관(충수관강)내의 폐쇄에 내강압의 증가가 급성막창자꼬리염 발생의 선행요인의 된다.
- 폐쇄의 원인으로는 50~80%가 대변돌(분석 fecalith)에 의하며 드물게는 음식물에 의한 돌(결석), 종양 또는 기생충(요충)에 의한다.
- 전형적인 급성막창자꼬리염(급성충수염)은 초기에는 배꼽주위, 후기에는 오른쪽아래배부(우측하복부)에 국한되는 동통, 욕지기(오심)와 구토, 복부압통, 특히 막창자꼬리(충수)부위의 압통, 미열, 말초혈액 백혈구 수의 증가(15,000~20,000/mm³)등의 소견을 보인다. 그러나 대개의 경우 이러한 전형적인 증상은 흔하지 않다.
- 두통, 욕지기(오심) 및 구토가 가장 흔하며 압통과 미열은 없을 수도 있고 압통은 오른쪽(우측) 옆구리나 골반 중심에서 나타나는 수도 있다.
- 급성막창자꼬리염(급성 충수염)은 외과적 처치를 요하는 가장 흔한 급성 복통이다. 조기에 수술을 하지 않을

경우 천공이 일어나 복막염이나 막창자꼬리(충수)주위 고름집(농양)이 생긴다.

4) 창자겹침증(장중적증 Intussusception)

- 창자(장) 내의 일부분이 다른 부분의 구경(lumen)으로 탈출된 상태로 작은창자(소장)에서 잘 일어나고 꿈틀운동(연동운동)으로 수축된 부분이 망원경의 경통처럼 맞다은 부분 속으로 말려드는 현상.
- 유아나 소아의 작은창자(소장), 잘록창자(결장), 돌창자(회장) 말단 부위나 막창자(맹장)에서 잘 나타난다.
- 복부 통증, 구토, 점액혈변 등의 증상이 나타나며 바륨 관장으로 진단을 시행하고 많은 경우 수술로 교정을 한다.

5) 허혈성 장 질환(Ischemic bowel disease)

혈관폐쇄 및 저혈압 또는 이 두 가지가 모두 작용할 때 주로 발생하며 발생기전은 동맥혈전, 동맥색전, 정맥혈전, 비폐쇄성, 창자겹침(장중첩), 창자꼬임(장염전) 등이다.

06 간, 쓸개길(담도) 질환

1) 바이러스성 간염(Viral hepatitis)

- 급성 간 손상이 흔한 원인으로서 많은 종류의 바이러스가 알려져 있으며 간염 바이러스(A형, B형, C형, D형, E형), Epstein-Barr 바이러스, 단순포진 바이러스, 거대세포 바이러스 등이 있다.
- 간세포의 손상은 세포의 표면에 발현되는 바이러스성 항원에 대한 면역학적 반응으로 세포독성T세포에 의해 나타난다.

(1) A형 간염 바이러스
- 유행성이 있고 산발적으로 발생하는 감염성 간염으로 증상은 경미하고 예후는 좋다.
- 대개 감염원을 입(경구적)으로 섭취하여 발생하고 2~3주 정도의 비교적 짧은 잠복기를 가지고 있으며 보균자는 거의 없다.
- 간세포의 손상은 바이러스의 직접적인 세포파괴에 의해 일어난다.

(2) B형 간염 바이러스
- 혈액이나 혈액제제에 의해 전파되며 비교적 잠복기(6~

8주)가 길고 보균자가 높은 빈도로 발생되는 DNA 바이러스이다.
- 질환의 경과에 따라 혈중에서 표시되는 인자는 HBsAg, HBeAg, anti-HBe, anti-HBc, anti-HBs 등이 있다.
- HBsAg는 증상 발현 이전에 나타나 3~6개월 후에 소실된다.
- HBeAg는 HBsAg의 발현 후에 나타나며 지속적으로 왕성한 바이러스 증식이 일어나고 있음을 알리는 표지자이다. 만일 지속적으로 나타나면 바이러스의 계속적인 증식, 전염성의 증식, 만성간염으로의 진행을 알리는 지표이다.
- anti-HBe는 HBeAg이 소실된 후 짧은 시기에 나타나며 급성 감염의 고조기로서 질환이 쇠퇴하고 있음을 알리는 지표이다.
- anti-HBc는 증상이 발현되기 전에 인지할 수 있으며 최근 급성 감염이 있었음을 알리는 지표이다.
- anti-HBs는 HBsAg이 소실된 후 수주 또는 수개월 후에 나타나 일생 동안 지속된다.

(3) C형 간염 바이러스
- 혈액이나 혈액제제 또는 성접촉에 의해 전파되는 RNA 바이러스로서 비A, 비B(non-A, non-B)바이러스로 알려져 있으며 간염의 주요 원인이다.
- 잠복기는 6~12주 정도이며 원인 불명의 간경변증이나 간세포암의 50% 정도에서 C형 간염 바이러스가 인지된다.

(4) D형 간염 바이러스
기존의 B형 간염 환자의 증상악화를 일으키는 원인의 하나이다.

2) 급성 간염(Acute hepatitis)

- 전신권태감, 식욕부진, 욕지기(오심), 구토, 황달 등의 증상이 나타난다.
- 검사소견으로는 transaminase(SGOT, SGPT)의 상승이 보인다.
- 원인 virus진단은 HAV항체, HBV항원, HCV 항체를 중심으로 혈청학적 검사를 시행한다.
- 간세포는 풍선모양으로 종대해서 괴사하며 간세포가 집

단으로 괴사에 빠진 소상 괴사가 간소엽 전체에 보인다.

3) 만성 간염(Chronic hepatitis)

- 전신권태감, 식욕부진 등의 증상이 나타나며 급성과 달리 황달의 출현은 적다.
- 간염virus에 감염되어 6개월 이상 간기능 이상이 지속될 경우 만성으로 진단된다.
- 만성간염이 보이는 것은 B형 간염과 C형 간염이고, A형 간염은 만성화하지 않는다.

4) 간 위축(Hepatrophia)

- 장기간의 소모성 질환이 있는 노년층에서 많고 주로 심장이 침범된다.
- 간세포의 자가용해에 이어 사멸, 괴사된 세포가 흡수되고 간의 크기와 용량이 줄어든다.
- 육안적으로는 괴사병소와 지방변성 및 담즙염색에 이어 황색을 나타내고 경과에 따라 급성과 아급성으로 구분한다.

5) 간경변증(Liver cirrhosis)

- 간실질 조직세포의 소실, 혈관만곡을 동반하는 망상조직의 허탈과 섬유조직 증식, 잔유 간세포의 증식과 광범위하게 분포된 결체조직의 증식을 말하며 점진적으로 위축된 상태를 말한다.
- 복수(ascites)를 일으키기 쉬운 질환이다.
- 발병원인은 다양하나 바이러스 감염, 기생충, 후천성 매독, 음주, 약물의 독성 등이며 형태학적으로 알코올성 경화증, 괴사후성 경화증, 쓸개즙(담즙)성 경화증 등이 있디.

6) 간암(Hepatoma)

- 간세포에서 발생하는 원발성 악성 종양으로 혈장의 α페토프로테인(alpha fetoprotein) 수준을 올리고 문맥고혈압, 저혈당증, 체중감소, 혈장황달, 간 비대, 식욕부진, 통증, 복수 등의 증상을 나타낸다.
- 간염이나 간경화를 동반하거나 진균독소 아프라톡신이 발견되는 지역에서 흔히 나타난다.

7) 쓸개돌증(담석증 Cholelithiasis, gallstones)

- 형성기전 : 쓸개즙(담즙)성분의 변화와 생리적 장애, 쓸

개즙(담즙)저류, 쓸개즙길(담도계)의 염증성 병변과 세균성감염 등
- 형성과정 : 쓸개즙(담즙)농축 → 핵 형성 → 부가증대
- 성분 : 쓸개즙(담즙)산, 인지질, 코레스테롤 등
- 종류 : 순수쓸개돌(순수담석), 혼합쓸개돌(담석), 복합쓸개돌(담석)
- 쓸개즙길(담도계)내에 쓸개돌(담석)이 형성되는 흔한 질환으로서 선진국에서는 성인의 약 10~20%에서 나타나며 약 80%는 콜레스테롤 쓸개돌(담석)이고 색소성 쓸개돌(담석)도 있다.
- 고위험 인자로 여성, 비만증, 당뇨병, 고령 등이 있다.
- 쓸개돌(담석)은 대부분 여러 개로 구성되어 있으며 할면상층상을 이루는 경우가 많다.
- 대부분 무증상이나 쓸개돌(담석)에 의한 합병증 발생시는 선통(colicky pain)이나 각각에 따르는 증상이 나타나게 된다.

8) 쓸개즙길(담도계) 폐쇄

- 쓸개즙길(담도)의 폐쇄 원인으로 쓸개돌(담석), 온쓸개관(총담관)의 암종, 이자(췌장) 머리부위(두부)의 암종, 온쓸개관(총담관)의 염증성 협착, 선천성폐쇄 그리고 수술 중 온쓸개관(총담관)의 결찰 등이 있다.
- 주요 증상은 황달이고, 혈중 포합 빌리루빈 수치가 증가한다.
- 지방흡수의 장애, 지방변성, 지방용해성 비타민 결핍증상 등이 나타나게 된다.
- 쓸개관암(담관암) 호발부위는 이자(췌장)와 쓸개즙길(담도) 배설의 공동 통로인 Vater 팽대부이다.

9) 황달(Jaundice)

- 혈중에 빌리루빈색소가 과잉(정상 : 0.1~0.8mg/dL)상태로 된 것이며 원인은 빌리루빈의 과잉생산, 합성결여, 간후성 폐쇄 등으로 볼 수 있다.
- 간세포성 황달은 효소결핍으로 인해 발생하며 용혈성 황달은 뱀독이나 ABO형 부적합 수혈 등에 의해 발생한다.

07 이자(췌장 Pancreas)

1) 이자암(췌장암 Carcinoma of pancreas)
- 이자(췌장)의 바깥분비샘(외분비선) 부분에서 발생되는 샘암종(선암종)으로서 대개 외견상 특별한 증상의 유발 없이 성장하므로 진단 시에는 이미 치유가 불가능하다.
- 원인은 불명이나 남자에게 호발하고 당뇨병 환자가 비당뇨병 환자보다 발생빈도가 높으며 그밖에 흡연, 고지방 식품, 커피 등과 관련이 있다.
- 이자암(췌장암)은 이자(췌장)의 머리부위(두부)에서 가장 흔히 발생하고 육안적으로 단단한 침윤성의 종괴상을 보이며 이자관(췌관)을 폐쇄시켜 이자염(췌장염)을 유발하거나 쓸개관(담관)을 폐쇄시켜 황달을 야기시킬 수 있다.

2) 이자(췌장)위축(Pancreatic atrophy)
이자(췌장)동맥의 죽종상 경화증에 의한 빈혈로 실질조직, 즉 내분비와 외분비조직이 위축당하거나 돌(결석), 관상피 세포의 화생, 종양 등에 의한 이자관(췌장관)의 폐색으로 랑게르한스섬은 전부 위축되지만 외분비샘은 점진적으로 위축되어 완전히 없어져 버린다.

3) 급성이자염(급성 췌장염 Acute pancreatitis)
- 이자(췌장)의 염증이나 이자(췌)조직의 괴사에 의해 발생하는 질병으로 임상적으로는 심한 복통, 혈액과 뇨 중에 이자(췌장) 효소인 아밀라제가 증가된 상태이다.
- 급성 출혈성 이자염(췌장염)일 때는 이자(췌장)내나 주위의 지방조직이 광범위하게 괴사를 일으키고 출혈을 동반한다.

4) 만성이자염(만성 췌장염)
- 장기적인 음주자에게 잘 나타나고 쓸개즙길(담도계) 질환이 있는 사람에게도 잘 나타난다.
- 혈청 아밀라제, 리파제, 알칼리성 포스파타제 등이 증가하므로 급성 출혈성 괴사와의 감별이 필요하다.
- 병의 말기에는 체중감소, 저알부민 혈증성 부종이 생긴다.

08 창자(장 Intestinum)

1) 큰창자암(대장암 cancer of colon)
- 60대의 남성에서 다소 많이 발생한다.
- 98% 정도가 상피성종양이다.
- 발생 원인은 유전 소인 외에 폴립이나 궤양성 큰창자염(대장염)이 중시되지만 병인은 불분명하다.
- 약 60%가 곧창자(직장)에서 발생하고 구불잘록창자(S상결장), 곧창자(맹장), 돌창자부위(회맹부)의 오름잘록창자(상행결장) 등에서 발병한다.
- 증상은 복통, 불규칙한 배변습관, 체중감소, 혈변 등이며 X선 검사, 큰창자(대장)섬유경(fiberscope of large intestine)검사, 세포진(細胞診) 등으로 진단한다.

2) 작은창자암(소장암 carcinoma of small intestine)
- 샘창자(12지장), 빈창자(공장), 돌창자(회장) 등에 발생하는 암
- 샘창자(12지장) 암은 대부분 유두부에서 발생하며 샘창자(12지장) 구부(球部)의 궤양으로 발생하는 경우는 극히 드물다.
- 빈창자암(공장암)과 돌창자암(회장암)은 일반적으로 작은창자(소장)의 협착증상에서 발견되며 주로 궤양형이 많고 대변 잠혈반응이 양성이다.

0001
- 심한 식이성 단백질 부족으로 부종이 발생하며, 극심한 단백질 결핍으로 발생하는 콰시오커(kwashirkor)증은 발육지연, 피부와 모발의 색소변화, 부종 그리고 간의 지방침윤, 괴사 등이 발생한다. 소모증(marasmus)은 주로 생후 1년 동안에 일어나는 단백열량 영양장애이다.

0002
- 니코틴산(nicotinic acid) : 니코틴의 산화물로 비타민 B복합체의 하나

0003
- 대체로 무증상이지만 식도역류와 관련되어 불편감이 나타난다.

0004
- 정맥압의 상승은 간으로 운반되는 혈액이 감소되거나 차단되어 식도로 가는 정맥혈류가 증가되기 때문이다.

0001
소아에서 단백질 결핍으로 나타나는 증상으로 옳은 것은?

보기

가. 기아부종　　　나. 단백열량부족증　　　다. 소모증　　　라. 골연화증

① 가, 나, 다　　② 가, 다　　③ 나, 라　　④ 라　　⑤ 가, 나, 다, 라

✛ 문헌 이한기 외, 병리학, 수문사, 2005, p.61

0002
결핍시 펠라그라(pellagra)를 유발할 수 있는 비타민은?

① A　　② 엽산　　③ 니코틴산　　④ C　　⑤ E

✛ 문헌 이한기 외, 병리학, 수문사, 2005, p.64

0003
다음과 같은 특징을 보이는 소화기계통의 질환으로 옳은 것은?

보기
- 위의 일부가 가로막을 통과하여 가슴안으로 밀려들어간 상태
- 노화나 위상부 조임근이 약화될 때 잘 발생한다.

① 식도정맥류　　② 위염　　③ 열공성탈장
④ 역류성식도염　　⑤ 흡수불량증후군

✛ 문헌 박희진 외, 알기쉬운 병리학, 메디컬코리아, 2007, p.195

0004
다음과 같은 특징을 보이는 소화기계통의 질환으로 옳은 것은?

보기
- 식도정맥압이 증가되어 식도가 늘어나고 꼬여서 나타난다.
- 간경변증, 간정맥 울혈과 관련이 있다.

① 식도정맥류　　② 위염　　③ 열공성탈장
④ 역류성식도염　　⑤ 흡수불량증후군

✛ 문헌 박희진 외, 알기쉬운 병리학, 메디컬코리아, 2007, p.195

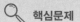
0005

다음과 같은 특징을 보이는 소화기계통의 질환으로 옳은 것은?

┃보기┃

- 막창자 꼬리에 염증이 생긴 것으로 감염과 폐쇄가 원인이다.
- 일반적인 복통으로 시작하여 오른쪽 아래배로 이동한다.

① 장폐쇄   ② 궤양성대장염   ③ 열공성탈장

④ 충수염   ⑤ 서혜부탈장

✛ 문헌 박희진 외, 알기쉬운 병리학, 메디컬코리아, 2007, p.199

0006

다음과 같은 특징을 보이는 간염으로 옳은 것은?

┃보기┃

- 바이러스 간염 중 가장 경미하고 회복이 잘된다.
- 위생불량으로 잘 발생하고 간경화로 진행하지 않는다.

① A형   ② B형   ③ C형   ④ D형   ⑤ E형

✛ 문헌 박희진 외, 알기쉬운 병리학, 메디컬코리아, 2007, p.214

0007

다음과 같은 특징을 보이는 간염으로 옳은 것은?

┃보기┃

- 세포내 DNA를 공격한다.
- 침, 소변, 분변, 정액, 태반 등을 통해 감염된다.
- 보균상태가 길며 추후 만성간염이나 간경화로 진행될 수 있다.

① A형   ② B형   ③ C형   ④ D형   ⑤ E형

✛ 문헌 박희진 외, 알기쉬운 병리학, 메디컬코리아, 2007, p.215

0008

다음과 같은 특징을 보이는 간염으로 옳은 것은?

┃보기┃

- 세포내 RNA를 공격한다.   • 혈액과 성을 매개로 감염된다.
- 수혈 후 발생빈도가 높다.

① A형   ② B형   ③ C형   ④ D형   ⑤ E형

✛ 문헌 박희진 외, 알기쉬운 병리학, 메디컬코리아, 2007, p.215

해설

0005

- 막창자 꼬리에 세균이 포함된 분변이 들어가 염증과 부종이 일어나고 순환이 감소되면 괴저가 일어난다.

0006

- 분변 매개 구강감염으로 전파되고 절대로 만성간염이나 간경화로 진행되지 않는다.

0007

- 약물중독자, 동성애자, 수혈자, 의료업종사자에게 감염 기회가 높다.

0008

- B형 간염보다 더 만성간염이나 간경화로 진행될 수 있다.

🎯 정답   5 ④   6 ①   7 ②   8 ③

해설

0009

• 심한 간경화증의 합병증
- 문맥 고혈압은 소화기계통 기관의 정맥에 정맥류를 조성하고, 비장비 대를 일으킨다.
- 간의 혈액응고인자 생산 감소로 위 장관 출혈이 발생하며, 간부전과 문 맥고혈압결과 배안에 체액이 찬다.
- 간부전 결과 부종이 발생하고, 쓸개 관 폐쇄로 황달, 성 호르몬대사의 변화 등이 발생한다.

0010

• 골연화증은 비타민 D의 결핍 때문에 광석화가 감소된 것이다. 뼈의 광석 화는 금속물질처럼 딱딱하게 되는 것 이다.

0011

• 식도의 선천성 기형 : 식도폐쇄, 식도 협착, 열공성 탈출증, 이완불능, 식도 결손, 낭성병변 등

0012

• 식도게실의 유발 원인은 식도 내강의 압 력 상승 등이다.

0009

심한 간경화증의 합병증으로 옳은 것은?

┌ 보기 ┐
| 가. 정맥류 | 나. 비장비대 | 다. 복수 | 라. 부종 |

① 가, 나, 다　　② 가, 다　　③ 나, 라　　④ 라　　⑤ 가, 나, 다, 라

✛ **문헌** 박희진 외, 알기쉬운 병리학, 메디컬코리아, 2007, p.218

0010

골연화증과 관련이 있는 비타민으로 옳은 것은?

① A의 과다　　　　　　② B의 결핍　　　　　　③ C의 과다
④ D의 결핍　　　　　　⑤ E의 과다

✛ **문헌** 박희진 외, 알기쉬운 병리학, 메디컬코리아, 2007, p.315

0011

식도의 선천성 기형으로 옳은 것은?

┌ 보기 ┐
| 가. 식도폐쇄 | 나. 식도협착 | 다. 식도환 | 라. 낭성병변 |

① 가, 나, 다　　② 가, 다　　③ 나, 라　　④ 라　　⑤ 가, 나, 다, 라

✛ **문헌** 박희진 외, EMT기초의학, 현문사, 2005, p.577

0012

식도게실의 유발 원인으로 옳은 것은?

┌ 보기 ┐
| 가. 식도 내강의 압력 상승 | 나. 식도 근층의 발육 불량 |
| 다. 종격동의 염증성 유착 | 라. 상부 식도의 폐쇄 |

① 가, 나, 다　　② 가, 다　　③ 나, 라　　④ 라　　⑤ 가, 나, 다, 라

✛ **문헌** 박희진 외, EMT기초의학, 현문사, 2005, p.578

비뇨생식기계

01 비뇨기(Urinary organ)

1) 콩팥(신장) 혈관장애

(1) 혈전에 의한 병변
- 혈전이 콩팥동맥(신동맥)의 분지에 색전을 형성하면 빈혈성 경색을 일으키고 쐐기모양의 응고괴사소가 형성된다.
- 파종성 혈관내 응고 증후군에서는 섬유소 혈전이 토리(사구체)에 다수 인정된다.

(2) 경색
- 콩팥(신장)은 심장에서 나온 동맥 혈액의 약 1/4이 통과하기 때문에 경색이 잘 생긴다.
- 임상적으로는 급성으로 생기며 콩팥(신장)이 있는 등 뒤쪽에 심한 통증이 있고 소변을 자주 누거나 소변이 전혀 없는 수가 있다.

(3) 세동맥성 신경화증
- 양성 고혈압이 지속되면 전신의 세소동맥이 경화하는데, 특히 콩팥(신장)에서 이 변화가 눈에 띄고 토리(사구체)의 날세들세(수출입) 동맥벽이 초자모양으로 비후해서 내강이 폐쇄되면 그 콩팥단위(신원)는 위축된다.

2) 토리(사구체)의 병변

(1) 급성 토리콩팥염(급성사구체신염 acute glomerulonephritis)
- 급성 토리콩팥염(급성사구체신염)은 형태학적으로는 급성 미만성 증식성 토리콩팥염(사구체신염)을 일으키고 임상적으로는 혈뇨, 고질소혈증(azotemia), 소변감소증(핍뇨, oliguria), 고혈압 등을 주소로 하며 단백뇨 및 부종도 동반될 수 있다.
- 급성 토리콩팥염(급성 사구체신염)은 대개 세균감염으로 초래되며 사슬알균(연쇄상구균 감염), 포도알균(포도상구균), 폐렴, 알균성(구균성) 폐렴, 매독 등이 선행질환으로 작용하나 이중 급성 사슬알균(연쇄상구균) 감염 후 토리콩팥염(사구체신염)으로 되는 것이 가장 대표적이다.
- 임상적으로 상기도 사슬알균(연쇄상구균) 감염 후 1~2주에 병감, 안면부종, 발열, 구역, 소변감소증(핍뇨), 혈뇨 등이 나타나고 단백뇨나 고혈압도 동반될 수 있다.

(2) 만성 토리콩팥염(만성사구체신염 chronic glomerulonephritis)
- 대부분 식욕감퇴, 빈혈, 구토, 쇠약 등의 비특이성 임상소견과 더불어 오랜 기간 서서히 진행되어 결국 요독증(uremia)으로 사망하게 된다.
- 또한 고혈압이 자주 동반되어 이로 인한 합병증이 주증상이 되는 경우도 있으며 선행 질환의 종류에 따라 혈뇨, 적혈구 원주, 소변감소증(핍뇨), 단백뇨 등의 다양한 임상소견이 나타날 수 있다.

3) 하부요로

(1) 요석증(요로돌증 urolithiasis)
- 돌(결석)은 요로계의 어디에서든지 생길 수 있으나 대부분 콩팥(신장)에서 발생한다.
- 이 질환은 비교적 흔하며 남자가 여자보다 많고 대개 30세 이후에 발병한다.
- 돌(결석) 발생은 가족력, 유전적 소인이 관여하는데 특히 대사 장애와 관계가 깊다.
- 약 75~85%의 돌(결석)이 칼슘을 함유하며 칼슘을 함유하는 돌(결석)을 가진 환자의 10%는 고칼슘뇨, 고칼슘혈증이 있다.
- 가장 통증이 심하게 나타나는 부위는 요관부위이다.

4) 콩팥(신장) 염증

(1) 미만성 토리콩팥염(미만성 사구체신염 diffuse glomerulonephritis)
- 콩팥(신장)전체, 특히 토리(사구체)에 미만성으로 발생하는 염증으로 2차적으로 세뇨관, 사이질(간질), 혈관 등에 변화를 동반하며 알레르기에 의해 생긴다.
- 용혈성 사슬알균(연쇄상구균) 감염증인 인두염, 성홍열, 단독, 중이염, 코곁굴염(부비강염) 등을 앓고 난 후에 발병한다.
- 혈액이나 체액 중에 질소, 식염 등의 물질이 축적되면 요독증을 일으키고 급성, 아급성, 만성형으로 병변이 구분된다.

(2) 콩팥증후군(신증후군 nephrotic syndrome)
- 콩팥(신장)의 토리(사구체) 병변, 특히 막성 토리콩팥염(사구체 신염), 국소경화증, 유지방콩팥(신증) 등이 선행되면 거의 콩팥(신)증후군을 동반한다.
- 임상적으로 심한 단백뇨, 만성적인 영양흡수 부전으로 혈장단백질의 농도가 낮아져서 발생하는 저단백혈증(hypoproteinemia), 전신부종, 고지혈증 등을 나타내고 혈뇨나 고혈압 등은 볼 수 없다.
- 급성 콩팥증(신증)에는 독물중독, 급성 감염증이나 대사장애가 있고 수혈후의 급성용혈, 설파제나 클로로포름의 중독, 쇼크, 근육좌멸 등에서 볼 수 있는 아래부위세관콩팥증(하부세뇨관 신증)도 볼 수 있으나 만성에서는 고도의 단백뇨와 저단백혈증을 나타내는 지방성 콩팥증(신증 lipoid nephrosis), 아밀로이드신, 당뇨병성 콩팥증(신증), 다발성 골수종 등의 환자에서 볼 수 있는 골수종성 콩팥증(신증)이 있다.

5) 콩팥(신장) 종양

(1) 양성종양
샘(선)종, 섬유종, 지방종 등이 있으나 모두 직경이 1cm 이하로 부검시 우연히 발견되는데 그친다.

(2) 악성종양
- 악성종양을 결정짓는 가장 특징적인 것은 전이이며 세포의 분화도가 높다는 것이다.
- 콩팥암(신암 renal cell carcinoma)
  - 그라비츠(Grawitz) 종양이라고도 하며 50세 이후 남자에서 많이 발생한다.
  - 콩팥겉질(신피질)의 어느 부분에서나 발생하며 할면은 황색을 나타낸다.
  - 콩팥암(신암)은 허파(폐)로 많이 전이되고 뼈로도 전이된다.
  - 임상적으로 배부의 통증, 종양촉지, 혈뇨, 발열, 전신 피로감, 체중감소 등이 일어난다.
- 윌름종양(Wilms' tumor)
  - 주로 5세까지의 유아에게 생기고 악성도가 강하다.
  - 임상적으로 후 복막에 어린아이 머리만한 크기의 단단한 종류로 복부팽만, 복통, 고혈압, 혈뇨 등을 볼 수 있다.
  - 태아성 종양으로서 한쪽 콩팥(신장)에만 발생하고 결합조직의 피막으로 싸여 있으며 할면은 회백색을 나타내나 낭포, 출혈소, 괴사소 등을 볼 수 있다.

6) 대사이상

(1) 통풍(Gout)
- 요산대사의 이상으로 혈중 요산농도가 증가되어 발생한다.
- 요산염의 배설장애가 나타난다.
- 요산이 결정체로 관절조직에 침착되어 심한 관절통을 유발한다.

(2) 페닐케톤뇨증(Phenylketonuria)
- 페닐알라닌을 티로신으로 전환하는 phenylalanine hydroxylase의 선천적결손에 의한 대사질환으로 열성 유전을 한다.
- 뇨와 혈중에 페닐알라닌(phenylalanine)이 증가하고 페닐피루브산(phenylpyruvic acid)이 배설된다.
- 뇌의 말이집(수초) 형성에 장애가 발생하여 정신박약, 분열증 상태가 되기도 한다.

7) 부신질환

(1) 갈색세포종(수질 질환)
- 카테콜라민(catecholamine)의 과잉분비로 인하고 고혈압, 고혈당, 대사항진, 발한과다, 두통 등의 증상을 보인다.

- '10% 질환' 이라고도 한다.
  - 즉, 90%는 부신수질에 존재하지만 10%정도는 이외 부위에 존재한다.
  - 90%는 좌우 어느 한쪽의 부신에 존재하지만 10%는 양쪽 부신수질에 발생한다.
  - 90%는 양성종양이지만 10%는 악성종양이다.
  - 90%는 단독 발생하지만 10%는 가족내에서 발생한다.

(2) 콘(Conn)증후군(피질 질환)
- 알도스테론(aldosterone)의 과잉분비로 인하며, 부신겉질의 종양에 의한 경우가 많다.
- 나트륨의 저류를 일으키고 근무력, 다음, 다갈증 등을 유발하며 종양을 제거하면 대개 예후가 좋아진다.

02 생식기(Genital organ)

1) 전립샘 결절성 증식(Nodular hyperplasia)
- 결절성 증식은 50세 이상의 남성에 흔히 발생하는 질환으로, 전립샘의 요도주위 영역에 큰 결절을 형성한다.
- 결절들이 커지면 요도를 압박하여 부분적 혹은 완전한 요도 폐쇄를 일으킬 수 있다.
- 통계상 40~59세까지의 남성의 약 50~60%, 70세 이상에서는 약 95%에서 관찰된다.
- 임상적으로는 요도압박에 의한 배뇨곤란과 방광내 요의 잔류에 의한 방광의 확장과 비후, 방광염 및 콩팥염(신장염) 등의 증상을 보일 수 있다.

2) 전립샘암(Prostatic cancer)
- 60~70대에 많이 발생하고 배뇨장애를 주로 호소하지만 진단은 곧창자(직장)로부터의 침생검과 전립샘의 산성인산분해효소(acid phosphatase)가 양성으로 나온다.
- 조직상은 대부분 샘암(선암)이며 뼈로 전이되기 쉽다.

3) 생식기 염증

(1) 임질(gonorrhea)
- 남자가 성교로 임균에 감염되면 급성임균성 요도염을 일으켜 배뇨통과 고름뇨(농뇨)가 나타난다.
- 조직상으로는 고름성(화농성) 염증으로 점막에 중성구

가 침윤하고 점막상피의 탈락이나 궤양이 발생한다.
- 치료가 불충분하면 만성염증으로 이행되면서 요도주위의 부속기관이나 상행성으로 진행하여 전립샘염, 정관 및 부고환에도 만연하지만 고환은 저항이 있어 염증 발생은 하지 않는다.

(2) 매독(syphilis)
- 매독균(treponema pallidum)의 감염으로 일어나는 성병으로 대부분 성교에 의해 감염되는 후천성 매독과 매독환자의 모체로부터 수직 감염하는 선천성 매독이 있다.
- 후천성 매독은 4기로 나누고 피부병변은 제3기까지 보인다.
  - 제1기는 감염으로부터 약 3개월까지의 기간으로 약 3주간의 잠복기 후에 침입 문호의 귀두나 음순에 초기 경결이 생겨 곧 궤양화해서 굳은궤양(경성하감)이 된다. 그사이 샅고랑부위(서혜부) 등의 림프절이 종대를 나타낸다.
  - 제2기는 감염후 약 3개월부터 3년 사이로 매독의 혈행성 산포에 의해 장미진(roseola) 등 여러 가지 매독진이 전신에 반복해서 나타난다. 조직학적으로 혈관주위에 다수의 형질세포와 림프구의 침윤이 보인다.
  - 제3기는 감염 약 3년 이상의 시기로 진피의 결절성 매독이나 피부밑(피하)심부에 파급되어 고무종(gumma)의 형성이 나타난다. 이것은 건락괴사를 동반하는 유결핵성 육아종으로 표피에 파급된다.
- 선천성 매독은 처음부터 유아에 제2기, 제3기 매독으로 출현하고 감염 후 6주를 경과하면 매독 혈청반응에서 양성으로 나타난다.
- 산모가 임신 4개월 이내에 매독에 걸리면 백내장, 심장기형, 벙어리, 백치의 아이를 분만한다.
- 페 니 실 린 (penicillin)이 나 에 리 드 로 마 이 신 (erythromycin) 등의 항생제 조기치료가 중요하다.

(3) 무른궤양(연성하감 chancroid)
무른궤양(연성하감)균의 감염에 의한 성병으로 음경꺼풀(포피), 귀두 등에 구진이 생기고 그것이 고름물집(농포)으로 되어 파열되면 궤양을 만드나 매독처럼 단단하지는 않는다.

(4) 전립샘염(prostitis)

포도알균(구균), 사슬알균(연쇄상구균), 임균, 대장균 등의 고름성(화농성) 세균에 의하는 수가 많으며 주로 요도염이나 방광염, 콩팥깔대기염(신우염)이 있을 때 전파되어 발생되는 경우와 원격 장소의 고름성(화농성) 병소로부터 림프관 등을 통해 전립샘에 염증병소를 유발시키는 경우가 있다.

(5) 자궁목(자궁경부) 염증(cervicitis)
• 질트리코모나스나 칸디다 등의 감염에 의한 것이 많으며 조직학적으로 호중성구의 반응이 주체로 사이질(간질)의 부종이나 상피의 짓무름 등을 형성한다.
• 만성염증은 사람유두종바이러스(human papilloma virus, HPV)나 II형 단순헤르페스바이러스 감염이 절대적이다.

(6) 자궁내막염(endometritis)
• 사슬알균(연쇄상구균)이나 포도알균(구균)에 의해 발생하고 출산 후 고름성균(화농성균)이나 임균의 감염에 의한 경우도 있다.
• 분만이나 유산, 조산 등의 후에는 점막에 상처가 나고 침출물도 정체하므로 세균감염을 받기 쉽다.
• 만성일 경우는 섬유증식과 형질세포의 침윤을 특징으로 하며 유산, 태반폴립(태반용종), 내막암 등도 일으킬 수 있다.

(7) 질염(vaginitis)
• 소아, 노인, 임산부는 질 점막의 저항이 약하므로 고름균(화농균), 대장균, 임균 등이 감염을 일으키는 경우가 있다.
• 원충의 한 종류인 질 트리코모나스에 의한 질염은 질벽이나 자궁목(경부) 점막이 적색을 나타내며 대하증을 동반한다.

(8) 자궁목암(자궁경부암 uterine cervical cancer)
• 40~50대의 경산부에 많고 최근 세포진단에 의한 자궁암 검진의 보급에 의해 조기 발견이 늘지만 성기의 부정 출혈이나 접촉출혈 등의 증상이 나타난다(그림 42-1).
• 상피내암이나 조직학적으로 깊이 3mm 이내의 미소침윤암은 조기암이고 5년 생존율도 거의 100%로 예후가 좋다.

• 3mm 이상의 침윤을 보이는 진행성 암이나 림프관, 혈관 침윤이 보이는 암은 재발과 전이의 경향이 있으므로 방사선 치료가 필요하다.

(9) 자궁몸통암(자궁체부암)
• 내막에 발생하는 샘암(선암), 바탕질(기질)에 발생하는 육종, 근육에서 발생하는 근육종 등으로 구분한다.
• 샘암(선암)은 자궁근층으로 침윤하여 림프절로 전이하거나 혈행성으로 허파(폐), 간, 뼈대(골격) 등으로 전이되는 수도 있다.
• 자궁 부정 출혈, 많은 양의 대하증, 자궁종대 등이 있고 증상이 없을 수도 있다.

⑽ 난소종양(ovarian tumor)
종양의 발생기원에 따라 난소표면 상피종양, 배세포종양, 성기삭-사이질(간질) 종양, 전이종양, 미분화 종양 등으로 구분한다.

03 젖샘(유선 Mammary gland)

1) 유방암(Carcinoma of breast)
• 유방의 위가쪽(상외측) 4분원에 아주 많이 보이고 왼오른쪽(좌우) 차이는 거의 없다.
• 초경이 12세 전에 시작한 여성에 많다.
• 폐경이 늦은 여성(50세 이후)에 많다.
• 경산부보다 미경산부에 많다.
• 첫 아이를 늦게 출산한 여성(30세 이후)에 많다.
• 다량의 지방질과 고칼로리 음식을 상식하는 여성에 많다.
• 폐경기에 에스트로겐을 다량 사용하는 여성에 많다.
• 유방암이 발생한 가족이 있는 여성에 많다.
• 섬유낭성 질환, 특히 비정형적 증식성 병변을 가진 여성(2배~6배)에 많다.
• 이전에 유방암, 난소암이나 자궁속막암(자궁내막암)이 있었던 여성에 많다.
• 자궁목암(자궁경부암)이 있었던 여성은 유방암의 빈도가 낮다.

2) 급성고름젖샘염(급성 화농성 유선염 Acute suppurative mastitis)
• 거의 초산부의 수유 초기에 젖꼭지(유두)의 상처 부위

로 황색포도알균(황색포도상구균)이 침입하여 일측성으로 국소에 한 개 또는 여러 개의 고름집(농양)을 형성한 것이다.

- 사슬알균(연쇄상구균)에 의한 염증은 유방전체에 염증이 확산됨으로써 심한 통증, 발적, 부종, 피부의 비후 등을 일으킨다.
- 조직학적으로 수출관 주위에 중성구 침윤이 있고 고름집(농양)을 형성한다.
- 대개 수술로 치료되지만 반흔을 형성하여 경결 종류가 촉지되는 경우도 있다.

해설

0001

0001
• 요산염석은 산성 요에서 형성되기 쉽고, 인산염석은 알칼리성 요에서 형성되기 쉽다.

요로결석증의 원인물질로 옳은 것은?
┃보기┃

| 가. 요산염 | 나. 인산염 | 다. 수산염 | 라. 암모늄염 |

① 가, 나, 다　　② 가, 다　　③ 나, 라　　④ 라　　⑤ 가, 나, 다, 라

✛ **문헌** 이한기 외, 병리학, 수문사, 2005, p.329

0002

0002
• 소변의 배설에 장애가 발생하여 여러 가지 노폐물이 혈액 중에 축적되어 여러 장기의 장애를 일으키는 것은 요독증이라고 하며 전신성 부종을 동반한다.

요독증과 관련이 있는 내용으로 옳은 것은?
┃보기┃

가. 소변량이 갑자기 증가한다.
나. 호기에 암모니아 냄새가 인지된다.
다. 단백뇨를 배설한다.
라. 고칼륨증, 고인혈증, 저칼슘증 등의 전해질 이상이 나타난다.

① 가, 나, 다　　② 가, 다　　③ 나, 라　　④ 라　　⑤ 가, 나, 다, 라

✛ **문헌** 이한기 외, 병리학, 수문사, 2005, p.333

0003

0003
• 결석은 주로 신장에서 형성되지만 방광에서도 형성된다. 통증은 폐쇄된 요관의 수축으로 일어난다.

다음과 같은 특징을 보이는 비뇨기계통의 질환으로 옳은 것은?
┃보기┃

• 칼슘염화물 등이 요로를 폐쇄하여 발생한다.
• 심한 경련성 옆구리 통증을 유발한다.
• 여성보다 남성에 흔하다.

① 물콩팥증(수신증)　　② 사구체신염　　③ 콩팥돌(신결석)
④ 콩팥기능상실(신부전)　　⑤ 요도염

✛ **문헌** 박희진 외, 알기쉬운 병리학, 메디컬코리아, 2007, p.235

0004

0004
• 임신, 출산, 자궁적출 및 폐경에 의한 여성에 많으며 60세 이상에서 빈발한다.

소변흐름의 조절능력을 상실한 비뇨기계통의 질환으로 옳은 것은?

① 콩팥기능상실(신부전)　　② 오줌새기(요실금)　　③ 물콩팥증(수신증)
④ 신우신염　　⑤ 방광염

✛ **문헌** 박희진 외, 알기쉬운 병리학, 메디컬코리아, 2007, p.240

0005

Neisseria gonorrhoeae세균에 의해 감염된 생식기계통 질환으로 옳은 것은?

① 임질   ② 매독   ③ 트리코모나스증

④ 생식기 사마귀   ⑤ 후천성면역결핍증

✛ 문헌 박희진 외, 알기쉬운 병리학, 메디컬코리아, 2007, p.273

0006

자궁외 임신의 증상으로 옳은 것은?

| 보기 |
| 가. 급성골반통   나. 질출혈   다. 임신반응검사 양성   라. 단백뇨 |

① 가, 나, 다   ② 가, 다   ③ 나, 라   ④ 라   ⑤ 가, 나, 다, 라

✛ 문헌 박희진 외, 알기쉬운 병리학, 메디컬코리아, 2007, p.263

0007

매독에 관한 내용으로 옳지 않은 것은?

① 상처부위의 감염성 체액과 직접 접촉하여 감염

② 태반을 통해 태아에게 감염될 수 있다.

③ 수혈을 통해 감염될 수 있다.

④ 초기증상은 궤양성 상처가 발생한다.

⑤ 성적접촉을 통해서만 전파된다.

✛ 문헌 (사)한국응급구조학회, 현장응급처치학, 정답미디어, 2010, p.1351

해설

0005
• 임질은 성교에 의해 Neisseria gonorrhoeae 세균이 감염되어 발생하는 질병이다.

0006
• 수정란이 자궁 이외의 조직, 주로 난관에 부착될 때 일어난다.

0007
• 매독은 심장, 눈, 귀, 뼈의 합병증을 유발한다.

내분비계

01 기능항진증

1) 거인증과 말단비대증(Giantism and acromegaly)
- 앞엽의 호산성 세포로부터 분비되는 성장호르몬의 과잉에 의해 일어난다.
- 뼈끝(골단) 연골판이 폐쇄되기 전에 성장호르몬의 과잉이 일어나면 뇌하수체성 거인증을 일으키고 폐쇄 후에 과잉을 일으키면 말단비대증을 일으킨다.
- 말단비대증은 30~40대에 많이 발생하며 신체의 말단이 대칭성으로 비대하고 미궁부의 팽윤, 아래턱(하악)의 돌출, 팔다리(사지)말단뼈의 비대가 특징이다.

2) 쿠싱병(Cushing disease)
뇌하수체 앞엽의 호염기성 세포의 종양 또는 증식이 원인이며, 부신겉질(피질) 자극호르몬의 증가로 부신의 코르티졸(cortisol) 분비가 비정상적으로 많아지는 대사장애로 근무력, 피로감, 복부의 자주색 선조 등이 나타난다.

3) 미만성 1차성 증식
- 갑상샘 질환의 약 40%를 차지하고 long acting thyroid stimulator(LATS)라는 감마글로불린에 의한 것으로 알려졌다.
- 혈중 갑상샘호르몬 양이 증가함으로써 나타나며 임상적으로 갑상샘종, 안구돌출, 빠른맥(빈맥), 심장기능항진 등을 나타낸다.

02 기능저하증

1) 뇌하수체성 난장이(Pituitary dwafism)
- 소아기에 있어서 앞엽 발육부전이나 종양에 의한 파괴성 변화로 앞엽호르몬의 분비저하 또는 결핍시 볼 수 있다.
- 신체발육이 지연되고 육체적으로 어린이 상태로 머문다.

2) 뇌하수체성 악액질(Hypophyseal cachexia)
- 뇌하수체 기능부전으로 현저한 체중감소와 조로(早老) 현상이 나타난다.
- 뇌하수체 앞엽의 순환장애, 종양, 염증 등에 의한 뇌하수체의 광범위한 괴사로 일어난다.

3) 크레틴병(선천성 갑상샘기능 저하증 Cretinism)
- 선천성으로 갑상샘 호르몬 결핍을 가져올 경우에 나타난다.
- 갑상샘 발육부진이나 결손일 때 요오드 섭취장애나 효소결핍에 의한 갑상선호르몬 합성장애에 의한 경우, 시상하부와 뇌하수체로부터의 TRH, TSH분비 장애에 의한 경우 등 여러 원인에 의해 나타난다.

4) 점액수종(성인성 갑상샘기능 저하증 Myxedema)
- 30~60대 여자에 많고 성인에 있어서 고도의 갑상샘 호르몬 결핍에 기인하여 일어난다.
- 원인의 대부분은 만성 갑상샘염의 말기증상으로 일어나고 갑상샘적출, X-선조사, 종양 등 시상하부 TRH 분비부전, 뇌하수체 기능저하증 등에 의한 것도 있다.
- 피부는 건조하고 진피에 당단백, hyaluron산이 저류해서 특유한 부종이 안면, 발등, 손 등 피부에 생긴다.

03 시상하부-뇌하수체 장애

1) 요붕증(Diabetes insipidus)
- ADH 결핍증 때문에 발생하며 다뇨, 갈증 및 다음(多飮)의 증상을 볼 수 있다.
- 부적합한 ADH 분비시 세포외액 증가, 저나트륨혈증, 혈액희석이 뒤따르고 그 결과 희석뇨, 배설불능상태가 된다.

2) 뇌하수체성 지방성 이영양증(Dystrophia adiposogenitalis)

- 성기의 발육부전과 현저한 비만증을 주증으로 하고 사춘기 전후로부터 30대까지 증상이 나타난다.
- 시상하부와 제3뇌실 부근의 염증, 종양, 순환장애로 나타난다.

04 갑상샘

1) 염증

(1) 아급성 갑상샘염(subacute thyroiditis)
거대세포성 갑상샘염이라고도 하며 30~50대 여성에 많고 발열, 전신권태, 상기도염과 비슷한 증상으로 시작되고 갑상샘의 종대와 동통을 수반하지만 수개월 후 자연해소된다.

(2) 하시모토 갑상샘염(hashimoto thyroiditis)
- 거의 40~60대 여성에서 나타나며 갑상샘 종대에 의한 피로 기관 압박증상이나 삼킴곤란(연하곤란)을 일으킨다.
- 갑상샘은 육안적으로 왼오른쪽(좌우)대칭성으로 종대하여 미만성으로 굳어지고 정상의 수배까지 종대한다.

2) 종양
- 여포샘종(follicular adenoma)
  - 중년 여성에서 호발하고 보통 단발성으로 결합조직의 피막이 있다.
  - 부분적으로 출혈, 석회화, 낭포화, 연화 등의 2차 변성이 보인다.
- 갑상샘 암(thyroid cancer) : 조직학적 특징에 의해 유두암, 여포암, 미분화암, 수양암 등으로 대별되고 각각 독자적인 임상적 및 병리학적 특징을 갖는다.

05 이자섬(췌도 Pancreatic islets)

1) 당뇨병(Diabetes mellitus)

- 인슐린의 결핍이나 길항인자의 과잉에 의해 일어나고 만성적으로 지속하는 고혈당 상태 및 당질, 지질, 단백질의 전반적인 대사장애 상태를 말한다.
- 인슐린 의존형 당뇨병(insulin dependent diabetes mellitus, IDDM)
  - I형 당뇨병이라고 하며 인슐린 보충을 필수로 하는 소아성 당뇨병에 해당한다.
  - 혈중에 항이자섬(췌도)세포 항체가 매우 높게 출현하고 췌도에서 림프구 침윤과 β세포내의 분비과립 결핍을 볼 수 있다.
- 인슐린 비의존형 당뇨병(non-insulin dependent diabetes mellitus, NIDDM)
  - II형 당뇨병이라고 하며 성인형 당뇨병의 대다수를 차지한다.
  - 포도당에 대한 인슐린 분비반응의 저하와 조직의 인슐린 감수성 저하의 두 가지 요인이 있다고 생각한다.
  - 합병증으로 가장 흔히 일어나는 질환은 동맥경화증이다.
- 공복혈당의 정상치 : 80~120mg/dL

2) 이자섬(췌도) 종양(Islet cell tumor)
- 기능성 샘종이 많은데 소마토스타틴, ACTH, 항이뇨호르몬 등 체내 호르몬을 생산하는 세포에서 많이 발생된다.
- 인슐린 생산종양, 글루카곤 생산종양, 가스트린 생산종양, WDHA 증후군(watery diarrhea with hypocalemia and achlirhydria syndrome) 등이 있다.

06 부신피질 스테로이드 호르몬

1) 코티졸(Cortisol)의 항염증 효과
- 모세혈관의 투과성 감소
- 손상부위의 식균작용 감소
- 면역체계의 억제
- 발열 억제

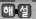

핵심문제

해설

0001

• 기능항진증으로 과프로락틴혈증, 거인증, 말단비대증 등이 있으며, 말단비대증은 골격의 말단 연조직부분이나 내장이 비대해진다.

0002

• 항이뇨호르몬의 결핍으로 인한 질환으로 하루에 5L이상의 소변을 보는 다뇨증, 다음 및 다갈증이 나타난다.

0003

• 그레이브스(Graves)병은 여자에 많으며 임상적으로 갑상선 종대, 빈맥, 안구돌출 등의 3대 증상이 나타난다. Basedow병이라고도 한다.

0004

• 혈중의 Ca^{2+} 저하로 신경, 근육의 흥분성이 높아져서 근육경련(tetany)을 일으키고 모발, 손톱, 뼈 등에 변화가 나타나기도 한다.

0001

뇌하수체전엽 기능항진증으로 옳은 것은?

① 뇨붕증   ② 말단비대증   ③ 핍뇨증

④ 그레이브스(Graves)병   ⑤ 크레틴병(creatinism)

  ✛ **문헌** 이한기 외, 병리학, 수문사, 2005, p.319

0002

뇌하수체후엽 기능장애로 옳은 것은?

① 뇨붕증   ② 말단비대증   ③ 과 프로락틴혈증

④ 그레이브스(Graves)병   ⑤ 크레틴병(creatinism)

  ✛ **문헌** 이한기 외, 병리학, 수문사, 2005, p.320

0003

갑상선 기능항진증으로 나타나는 질환으로 옳은 것은?

① 뇨붕증   ② 말단비대증   ③ 과 프로락틴혈증

④ 그레이브스(Graves)병   ⑤ 크레틴병(creatinism)

  ✛ **문헌** 이한기 외, 병리학, 수문사, 2005, p.321

0004

부갑상선호르몬 분비결핍으로 인한 증상으로 옳은 것은?

| 보기 |

| 가. 혈중의 Ca^{2+} 저하   나. 인산의 증가   다. 근육경련   라. 요드(I) 축적 |

① 가, 나, 다   ② 가, 다   ③ 나, 라   ④ 라   ⑤ 가, 나, 다, 라

  ✛ **문헌** 이한기 외, 병리학, 수문사, 2005, p.323

◎ **정답**   1.② 2.① 3.④ 4.①

0005

부신피질에서 분비되는 호르몬으로 옳은 것은?

┃ 보기 ┃

| 가. 알도스테론 | 나. 코티코스테론 | 다. 안드로겐 | 라. 에스트로겐 |

① 가, 나, 다　　②가, 다　　③나, 라　　④라　　⑤가, 나, 다, 라

✢ 문헌 이한기 외, 병리학, 수문사, 2005, p.324

0006

부신피질의 기능항진증으로 옳은 것은?

┃ 보기 ┃

| 가. 부신－생식기증후군 | 나. 쿠싱(Cushing)증후군 |
| 다. 콘(Conn)증후군 | 라. 애디슨(Addison)병 |

① 가, 나, 다　　②가, 다　　③나, 라　　④라　　⑤가, 나, 다, 라

✢ 문헌 이한기 외, 병리학, 수문사, 2005, p.324

0007

혈당을 글리코겐으로 합성하여 당뇨를 낮추어 주는 호르몬으로 옳은 것은?

① 인슐린　　② 글루카곤　　③ 소마토스타틴

④ 알도스테론　　⑤ 안드로겐

✢ 문헌 이한기 외, 병리학, 수문사, 2005, p.326

0008

인슐린 비의존형(type II)의 설명으로 옳은 것은?

① 인슐린 투여가 필요하다.

② 소아에서 잘 발생한다.

③ 유전적 및 바이러스 등의 환경요인이 원인이다.

④ 바이러스나 자가면역과 관련이 있다.

⑤ 인슐린 저항성이 중요한 발병 원인이다.

✢ 문헌 이한기 외, 병리학, 수문사, 2005, p.328

0005
• 부신수질에서는 카테콜아민 중 에피네프린과 노르에피네프린이 분비된다.

0006
• 애디슨(Addison)병은 기능저하증이다.

0007
• 인슐린은 혈당에서 글리코겐을 만들어 혈당강하에 작용한다.

0008
• 인슐린 비의존형(type II) 당뇨병은 바이러스나 자가면역 등과는 관련이 없으며, 인슐린 저항성이 중요한 발병 원인이다

해·설

0009
· 뇌하수체 항진에 의한 성장호르몬의 과다분비는 사춘기 이전에 거인증을 유발시킨다.

0010
· 요붕증은 다뇨, 또는 과뇨로 특정지어 지는 다양한 장애를 일컫는다.

0011
· 눈동자 뒤의 조직 부종으로 인해 안구 가 돌출되는 것이다.

0012
· 크레틴병은 땅딸막한 체격과 혀와 배가 툭 튀어나오며, 왜소하고 작다. 부푼 눈꺼 풀과 작은 눈을 가진 비정상적인 얼굴로 성기도 발달하지 않는다.

0009
거인증을 유발하는 내분비계통의 질환으로 옳은 것은?
① 뇌하수체저하증　　　② 부갑상샘항진증　　　③ 뇌하수체항진증
④ 갑상샘기능항진증　　⑤ 부신항진증

✛ 문헌　박희진 외, 알기쉬운 병리학, 메디컬코리아, 2007, p.287

0010
다음다갈증을 유발하는 내분비계통의 질환으로 옳은 것은?
① 뇌하수체서하증　　　② 요붕증　　　③ 갑상샘기능항진증
④ 단순갑상샘증　　　　⑤ 부신항진증

✛ 문헌　박희진 외, 알기쉬운 병리학, 메디컬코리아, 2007, p.289

0011
그레이브스병(Graves' disease)의 가장 두드러진 특징으로 옳은 것은?
① 말단부 청색증　　　② 창백한 얼굴　　　③ 굵은 목덜미
④ 붉은 코　　　　　　⑤ 안구돌출

✛ 문헌　박희진 외, 알기쉬운 병리학, 메디컬코리아, 2007, p.290

0012
크레틴병(cretinism)을 유발하는 내분비계통의 질환으로 옳은 것은?
① 뇌하수체저하증　　　② 갑상샘저하증　　　③ 갑상샘항진증
④ 단순갑상샘증　　　　⑤ 부신항진증

✛ 문헌　박희진 외, 알기쉬운 병리학, 메디컬코리아, 2007, p.291

0013

내분비계통의 이상에 의한 인체의 생리적 변화과정이다. (A)와 (B)의 내용으로 옳은 것은?

> **보기**
>
> 부갑상샘의 호르몬분비가 감소하면 혈중 (A)수치가 낮아져, 근육 과민상태인 (B)을 유발한다..

	①	②	③	④	⑤
A	칼륨	염소	나트륨	칼슘	인
B	연축	강축	강직	강축	연축

✛ **문헌** 박희진 외, 알기쉬운 병리학, 메디컬코리아, 2007, p.293

0013
- 혈중 칼슘 수치가 낮으면 근육 과민상태인 강축을 유발한다. 강축은 얼굴과 손에 영향을 미치고 불수의적인 근수축을 일으킨다.

0014

부신겉질(피질)에서 알도스테론(aldosterone)의 과잉분비로 발생하는 질환으로 옳은 것은?

① 쿠싱(Cushing's)증후군 ② 콘(conn's)증후군   ③ 에디슨(Addison's)병

④ 그레이브스(Graves')병 ⑤ 크레틴병(cretinism)

✛ **문헌** 박희진 외, 알기쉬운 병리학, 메디컬코리아, 2007, p.294

0014
- 콘증후군은 나트륨의 저류를 일으키고 고혈압, 근무력, 다뇨, 다음, 다갈증을 일으킨다.

0015

다음과 같은 양상으로 발생하는 내분비계통 증상으로 옳은 것은?

> **보기**
>
> • 지방과 단백질의 대사산물로 산증을 유발한다.
> • 단내 나는 호흡이 일어난다.
> • 당뇨병환자에서 잘 발생한다.

① 저혈당증 ② 고혈당증 ③ 케톤산증 ④ 고칼슘증 ⑤ 저나트륨증

✛ **문헌** 박희진 외, 알기쉬운 병리학, 메디컬코리아, 2007, p.297

0015
- 포도당이 없으면, 세포는 에너지를 생산하기 위해 지방과 단백질을 이용하는데 조직세포가 지방과 단백질을 대사하게 되면 대사산물로 케톤을 생산한다.
- 케톤체의 일부를 차지하는 아세톤은 호흡시 외부로 배출되면서 단내를 풍긴다.

0016

진성당뇨병의 증상으로 옳은 것은?

> **보기**
>
> 가. 다뇨   나. 다음   다. 다갈   라. 다식

①가, 나, 다   ②가, 다   ③나, 라   ④라   ⑤가, 나, 다, 라

✛ **문헌** 박희진 외, 알기쉬운 병리학, 메디컬코리아, 2007, p.297

0016
- 당뇨가 가장 일반적인 증상이며, 다뇨, 다음, 다갈, 다식 등의 증상을 나타낸다.

017
- 제1형(인슐린 의존성 당뇨병) : 25세 이전의 성인이나 어린이에게서 발병하고, 인슐린을 경구투여 시 소화액이 이를 파괴하므로 반드시 주사로 투여한다.
- 제2형(인슐린 비의존성 당뇨병) : 주로 성인에게서 발병하며, 과도한 탄수화물 섭취시 이자에 부담을 주어 인슐린 분비세포에 손상을 초래한다.

018
- 동맥경화증 : 혈관내에 지방성분이 증가하여
- 당뇨성 괴저 : 말초혈관 질환에 의해 혈액순환이 원활하지 못하여
- 당뇨성망막병증 : 망막의 손상으로
- 신부전 : 신장의 손상으로

019
- 쿠싱(Cushing)증후군 : 뇌하수체 ACTH과분비, 부신결절성 증식, 부신종양, 당질코르티코이드의 장기간 사용 등으로 나타나는 증후군으로 근무력, 피로감, 복부의 자주색 선조 등이 나타난다.

020
- 코티솔 : 부신겉질에서 생성되는 호르몬으로 지방질, 당질, 단백질의 대사에 관여

0017

인슐린의존성 당뇨병의 특징으로 옳은 것은?

┃보기┃
| 가. 40세 이상의 성인에 많다. | 나. 매일 인슐린 주사를 투여한다. |
| 다. 경구투여로 인슐린분비를 촉진한다. | 라. 엄격한 식이요법이 필요하다. |

① 가, 나, 다   ② 가, 다   ③ 나, 라   ④ 라   ⑤ 가, 나, 다, 라

✛ 문헌 박희진 외, 알기쉬운 병리학, 메디컬코리아, 2007, p.297

0018

당뇨병의 만성 합병증으로 옳은 것은?

┃보기┃
| 가. 동맥경화증 | 나. 당뇨성 괴저 | 다. 당뇨성망막병증 | 라. 신부전 |

① 가, 나, 다   ② 가, 다   ③ 나, 라   ④ 라   ⑤ 가, 나, 다, 라

✛ 문헌 박희진 외, 알기쉬운 병리학, 메디컬코리아, 2007, p.299

0019

부신의 코르티솔(cortisol) 분비가 비정상적으로 많아지는 대사장애로 옳은 것은?

① 윌슨(Wilson) 질환   ② 헐러(Hurler)증후군   ③ 라이터(Reiter)증후군
④ 헌터(Hunter)증후군   ⑤ 쿠싱(Cushing)증후군

✛ 문헌 Harrison's 내과학 편찬위원회, 내과학, 정담, 1997, p.2122

0020

과다분비로 인해 쿠싱증후군(Cushing's syndrome)을 유발시키는 호르몬으로 옳은 것은?

① testosterone   ② cortisol   ③ epinephrine
④ thyroxin   ⑤ insulin

✛ 문헌 Harrison's 내과학 편찬위원회, 내과학, 정담, 1997, p.2122

0021

강직의 유발 원인으로 옳은 것은?

① 저칼륨혈증   ② 고칼륨혈증   ③ 저칼슘혈증

④ 고칼슘혈증   ⑤ 고나트륨혈증

✛ 문헌 박희진 외, EMT기초의학, 현문사, 2005, p.455

0022

다음과 같은 대사과정에서 나타날 수 있는 (A)에 해당되는 질환으로 옳은 것은?

┃ 보기 ┃

부갑상선 제거 → 혈중 칼슘 농도 저하 → 혈중 인 농도 증가 → (A)

① 근구축   ② 중증 근무력증   ③ 근위축   ④ 긴장   ⑤ 강직

✛ 문헌 박희진 외, EMT기초의학, 현문사, 2005, p.455

0023

갑상선호르몬의 작용으로 옳은 것은?

┃ 보기 ┃

가. 탄수화물 대사 자극   나. 지방대사 자극
다. 비타민 요구 증가   라. 기초대사율의 증가

① 가, 나, 다   ② 가, 다   ③ 나, 라   ④ 라   ⑤ 가, 나, 다, 라

✛ 문헌 박희진 외, EMT기초의학, 현문사, 2005, p.454

0024

당뇨환자에서 케톤증(ketosis)이 유발되는 이유는?

① 인슐린 결핍   ② 탄수화물의 과다섭취   ③ 고혈압

④ 갑상샘기능항진   ⑤ 지방결핍

✛ 문헌 박희진 외, 알기쉬운 병리학, 메디컬코리아, 2007, p.296

해설

21
• parathormone이 감소하면 혈중의 칼슘 농도가 감소하여 정상치의 1/2 정도가 되었을 때 근육에 경련, 강직이 일어난다. 이것을 부갑상선성 테타니(tetany)라고 한다.

22
• parathormone이 감소하면 혈중의 칼슘 농도가 감소하여 정상치의 1/2 정도가 되었을 때 근육에 경련, 강직이 일어난다. 이것을 부갑상선성 테타니(tetany)라고 한다.

23
• 대표적인 호르몬은 thyroxin이다.

24
• 인슐린은 포도당이 세포안으로 들어가는 속도를 10배 정도 증가시킨다. 그러나, 인슐린이 결핍되면 세포내 포도당 결핍, 즉 에너지 결핍이 일어난다. 그러므로 포도당 대신 지방을 에너지원으로 사용. 이때 지방이 지방산(직접적인 에너지로 쓰임)으로 분해되어 혈중 지방산 농도가 높아진다. 지방산의 이화작용 → 아세토아세트산 → 혈중 축적 → 케톤증(ketosis)

0025

• 2형의 경우는 피로, 욕지기, 잦은 배뇨, 갈증, 흐려보임, 불안정 등이 나타난다.

0025

당뇨병의 증상으로 옳지 않은 것은?

① 다뇨, 다음, 다식에도 불구하고 체중감소

② 고혈당증

③ 저혈압

④ 케톤증

⑤ 산증 및 혼수

✛ 문헌 (사)한국응급구조학회, 현장응급처치학, 정담미디어, 2010, p.1144

0026

• 갑상샘 호르몬이 부족할 경우 나타나는 질환을 크레틴병이라 한다.

0026

신생아의 선천적인 갑상샘저하증으로 나타나는 질환은?

① 점액수종

② 안구돌출증

③ 샘종

④ 거인증

⑤ 크레틴병

✛ 문헌 박희진 외, 알기쉬운 병리학, 메디컬코리아, 200,. p.291

chapter 16

피부계

01 색소이상

- 주근깨(freckle)
  - 피부의 멜라닌 색소가 국한성으로 증가하는 것이다.
  - 소아에서 흔하고 태양광선에 노출되면 더욱 짙어진다.
- 기미(melasma) : 임신과 관련하여 이마, 뺨, 관자(측두) 등에 양측성으로 생기고 태양광선의 영향을 받으며 출산 후에는 없어진다.

02 피부염증

1) 습진(Eczema)

- 피부 전역에 걸쳐 발생하며 가려움증이 있다.
- 소질이 있는 곳에 외부 자극이 유인되어 일어난다.
- 급성 습진은 국한성 적색 종창이 생기고 그 안에 작은 고름물집(농포)이나 물집(수포)이 생긴다.
- 포가 파괴되어 나온 침출액에 젖은 부위는 적색 종기가 생기고 이것이 변해서 딱지(가피, crust)가 된다.
- 만성 습진은 급성 습진이 치료되지 않고 오래 지속되거나 반복하여 발병할 때 생긴다.
- 만성 습진은 적색 피부나 물집(수포) 등은 자취를 감추고 환부는 비후, 경화하여 주름이 잡힌다.

2) 접촉성 피부염

- 외인성 자극에 의한 급성 피부염으로 작열감, 가려움증(소양감)을 느끼는 지연형 과민반응이다.
- 환부의 육안적, 조직학적 소견은 급성 습진과 비슷하나 원인을 제거하면 비교적 빨리 치유된다.

3) 아토피 피부염(Atopic dermatitis)

- 알레르기에 의한 조속한 과민 반응으로 국소 피부에 가려움증(소양증), 발적, 태선 등을 유발하는 급성 피부염이다.
- 호발부위는 샅(회음부), 목덜미(후경부), 발등, 손등으로 조직학적 특징은 없으며 환자의 혈청에서 감작항체인 IgE가 검출된다.
- 환자의 피부에 선을 그으면 선 모양이 선명하게 나타난다.
- 대부분 가려움이 있는 습진이 유아기에 발생해서 학령기, 성인기에까지 미친다.
- 유전적인 아토피성 소인을 배경으로 여러 환경인자가 요인이 된다.
- 주로 홍반, 구진(papule), 낙설(exfoliation) 등이 얼굴이나 팔다리굽힘부위(사지굴곡부)에 나타나며 긁어서 심해지면 만성화되어 태선(lichen)상을 나타낸다.
- 스테로이드제제 치료를 하고 피부간호 등의 청결을 유지해준다.

4) 두드러기(담마진 Hives)

- 갑자기 불규칙한 모양의 적색 팽진이 피부에 나타나고 가려움증(소양증)이 있다.
- 긁으면 점점 확대되어 두드러기라고도 한다.
- 경미하여 자연 치유되지만 에피네프린, 에페드린, 항히스타민제, 코티손 등이 치료제로 쓰인다.

03 바이러스성 병인에 의한 병변

1) 단순포진(Herpes simplex)

- Herpes simplex virus 1형 및 2형의 감염으로서 1형은 주로 입주위에서 물집(수포)성 궤양을 형성하는데 자연적으로 치유되며 재발이 흔하다.
- 2형은 성기부위의 점막에 통증이 심하고 전염성이 강한 물집(수포)성 병변을 일으키기 때문에 성병의 일종으로 간주한다. 특히 산모에서 발생한 경우에 분만 중 산도를 통해 태아에 직접 전파되어 신생아에서 뇌염을 유발하기도 한다.

2) 대상포진(Herpes zoster)

- 지각신경 분포에 따라 편측성으로 물집(수포)성 발진을 일으키며 심한 통증이 동반되는 것이 특징이다.
- 가슴부위(흉부)가 호발부위이며 한번 앓으면 평생 면역을 갖게 된다.
- 원인균은 DNA바이러스인 수두바이러스(chickenpox virus)이다.
- 득히 임 말기환자, 면역억제제 사용자, 항암제 사용자 등에서 발생한다.

3) 전염성 연종(Mollusucum contagiosum)
- 소아에서 흔하고 호발부위는 안면, 상지, 몸통, 외음부 등이고 구진을 형성한다.
- 원인균은 폭스바이러스(poxvirus)군에 속하는 바이러스이며 전파경로는 직접접촉에 의한 전염성이 있고 자가감염을 일으킨다.

4) 사마귀(Verruca)
- 접촉과 자가접종에 의해 전파된다.
- DNA바이러스인 사람유두종바이러스(human papilloma virus, HPV)에 의한 감염으로 손바닥, 손등, 손가락이 호발부위이다.
- 종류
  - 보통 사마귀 : 어느 곳에서나 볼 수 있는 가장 흔한 형
  - 편평 사마귀 : 정상 피부색을 나타내면서 피부보다 약간 튀어나와 있고 안면이나 손등에 발생하는 것
  - 족저 사마귀 : 발바닥에 생기는 것
  - 수장 사마귀 : 손바닥에 생기는 것

5) 첨형 콘딜로마(Condyloma acuminata)
- 표면이 습하고 분홍색 혹은 적색의 유두상 돌출로 성기 또는 항문 주위의 피부나 점막에 발생한다.
- 보통 다발성으로 발생하나 때로 서로 밀집해서 하나의 조양을 이루며 이러한 경우를 거대 첨규 콘딜로마라 부른다.

04 고름딱지증(농가진 Impetigo)
- 표재성 피부감염으로 A군 β-용혈성 사슬알균(연쇄상구균)과 포도알균(포도상구균)이 원인이다.
- 사슬알균(연쇄상구균)에 의한 경우 고름성(화농성) 병변으로 작은 크기의 물집(수포)나 고름주머니(농포)가 일시적으로 나타났다가 터져서 결국은 홍반성 병변위에 누런딱지(가피)를 형성한다.

05 파제트병(Paget's disease)
- 유방 파제트병(mammary Paget's disease) : 표피내에 악성종양세포인 Paget세포가 증식하는 병변으로 대개 50세 이상 여성의 유방에 편측으로 발생하며 인설, 진물, 딱지(가피), 궤양을 형성한다.
- 유방외 파제트병(extramammary Paget's disease) : 유방 파제트병보다 고령자에 많고 주로 외음부, 항문주위 등 정상적으로 아포크라인 땀샘(한선)이 많은 부위에서 발생한다.

06 카포시 육종(Kaposi's sarcoma)
- 서서히 진행되는 악성 간엽조직 종양으로 40~70세 남자의 다리(하지)에서 흔히 일어나며 전신적으로 나타날 때에는 목, 림프절, 침샘(타액선)들이 보통 처음에 침범되고 내부 장기의 침범은 흔한 합병증이다.
- 최근 카포시 육종의 심한 형태가 AIDS를 가진 동성애의 젊은 남자에게서 현저하게 출현하고 있다.

0001

바이러스성 피부질환으로 옳은 것은?

▮ 보기 ▮

| 가. 포진 | 나. 농가진 | 다. 사마귀 | 라. 농양 |

① 가, 나, 다 ② 가, 다 ③ 나, 라 ④ 라 ⑤ 가, 나, 다, 라

✛ 문헌 박희진 외, 알기쉬운 병리학, 메디컬코리아, 2007, p.389

0002

진균성 피부질환으로 옳은 것은?

▮ 보기 ▮

| 가. 옴 | 나. 백선 | 다. 습진 | 라. 칸디다증 |

① 가, 나, 다 ② 가, 다 ③ 나, 라 ④ 라 ⑤ 가, 나, 다, 라

✛ 문헌 이한기 외, 병리학, 수문사, 2005, p.320

0003

대상포진에 대한 설명으로 옳은 것은?

▮ 보기 ▮

가. 입주위에 수포성 궤양을 형성한다.
나. 흉부가 호발부위이고 평생 면역을 갖는다.
다. 산모의 경우 신생아 뇌염을 일으키기도 한다.
라. 지각신경 분포에 따라 편측성으로 수포성 발진을 일으킨다.

① 가, 나, 다 ② 가, 다 ③ 나, 라 ④ 라 ⑤ 가, 나, 다, 라

✛ 문헌 박희진 외, EMT기초의학, 현문사, 2005, p.603

001
• 농가진 : 사슬알균(연쇄상구균)과 포도 알균(포도상구균)
• 농양 : 포도알균(포도상구균)

002
• 옴 : 진드기
• 습진 : 피부의 과민반응 염증

003
• 특히 암 말기환자 등에서 잘 발생한다.

병리학

참고문헌

간호보건교육연구회(1992), 병리학, 도서출판 보문서원

강기선 외(1996), 인체해부학, 고문사

강병우 외(2000), 공중보건학, 현문사

강영선 외(1979), 세포생물학, 문운당

경북대학교 의과대학 병리학교실(1986), 최신 병리학, 고문사

공응대(1988), 운동생리, 형설출판사

곽성규(1998), 기초병리학, 정문각

구성회 외(1999), 공중보건학, 고문사

권흥식(1992), 인체해부학(I) (II), 수문사

김계엽 외(2000), 공중보건학, 현문사

김광주 외(1998), 응급간호, 현문사

김동석(1995), 공중보건학, 수문사

김본원 외(1998), 알기쉬운 병리학, 현문사

김상호 외(1998), 일반병리학, 고문사

김선경(1994), 최신병리학 개론, 청구문화사

김성중(1998), 중독백과, 군자출판사

김세은(1997), 응급약리학, 현문사

김약수 외(1993), 병리검사매뉴얼, 고문사

김영숙(1994), 기초의학, 고문사

김옥녀(1995), 임상약리학, 수문사

김정진(1991), 생리학, 고문사

김종대 외(1997), 인체생리학, 정문각

김종만(1993), 신경해부생리학, 현문사

남기용 외(1974), 생리학, 서울대학교 출판부

노민희 외(1994), 인체해부학, 고문사

문범수(1992), 최신식품위생학, 수학사

박선섭 외(1997), 약리학, 정문각

박선섭(1992), 임상약리학, 현문사

서광석(1990), 최신 공중보건학, 도서출판 동화기술

서울대학교 약리학 교실(1994), 약리학, 도서출판 고려의학

성호경 외(1991), 생리학, 도서출판 의학문화사

소명숙 외(1996), 생리학, 고문사

신문균(1997), 인체생리학, 현문사

신문균 외(1997), 해부생리학, 현문사

신문균 외(1998), 인체해부학, 현문사

양재모(1992), 공중보건학강의, 수문사

유지수 외(1996), 임상약리학, 현문사

은종영(2000), 최신 약리학, 현문사

의학교육연수원(1992), 응급처치, 서울대학교 출판부

이대일 외(1987), 병리학개론, 신광출판사

이병희(1991), 생리학, 신광출판사

이상복 외(1991), 기본약리학, 수문사

이성호 외(1996), 인체해부학, 현문사

이인모(1994), 인체생리학, 형설출판사

이종삼(1998), 생리학, 대학서림

이중달(1991), 그림으로 설명한 병리학, 고려의학

장남섭 외(1992), 인체생리학, 수문사

전국응급구조과 교수협의회(1998), 전문응급처치학, 대학서림

전국의과대학교수(1999), 생리학, 도서출판 한우리

전용혁(1991), 기초인체해부학, 청구문화사

정영태(1992), 도색 해부학실습, 고문사

정인혁(1992), 사람해부학, 아카데미서적

정해만 외(2000), 해부생리학, 정문각

정희곤(1992), 최신 식품위생학, 광문각

조연경 외(1995), 최신 약리학, 고문사

채홍원(1992), 운동생리학, 형설출판사

최 진(1992), 병리학, 수문사

최 현(1992), 인체해부생리학, 수문사

최명애 외(1994), 간호임상생리학, 대한간호협
회출판부

최명애 외(1994), 생리학, 현문사

최인장(1994), 원색인체해부학, 일중사

홍사석(1993), 이우주의 약리학 강의 제3판,
의학문화사

Bruce A., Dennis Bray, Julian Lewis, Martin
R., Keith

Roberts and James D. W.(1989), Molecular
Biology

of The Cell, 2nd Edi., Garland

Charles C.(1992), The Humanbody, Dorling
kindersley

publishing

David F. M., Stacia B. M., Sharles L. S.(1993),
Human

Physiology, Mosby

Eldon D., Andrew H. G., J. R. Kornelink,
Frederick C.

R. and Rodney J. S.(1988), Concepts in
Biology 5th

Edi. Wm. C. Brown publishers

Eldon J. G. and D. Peter Snustad(1984),
Principles of

Genetics, 7th Edi. John Wiley and Sons, Inc.

Frank H. N.(1987), The CIBA Collection of
medical illustrations, Vol. 1~Vol. 8, CIBA

Gerad J. T., Nicholas P. A.(1990), Principles
of

Anatomy and physiology, Harper and Row

Ivan M. R., Jonathan D., David. K. M.(1985),
Immunology, Gower Medical publishing

John C., Andrew J. M.(1995), Physiology
and Anatomy,

Edward Arnold

John V. Basmajian(1981), Primary Anatomy,
Williams

and wilkins

John W. K.(1983), Biology, 5th Edi.
Addison-Wesley

publishing company

Peter J. L.(1993), Clinical Aspects of
Immunology,

Blackwell scientific publications

Robert M. B., Matthew N. L.(1996), Principles
of

Physiology, Mosby

Sang Kook Lee and Je Geun Chi(1990),
Color Atlas of

Pathology, Korea medical publishing Co.

Soichi Iijima 외 (1985), Atlas of Pathological
Histology, 고문사

Stanley L. R., Ramzi S. C., Vinay K.(1984),
Pathologic

Basis of Disease, W. B. Saunders company

Wilfred M. C., Richard P. B.(1973), Bailey's
textbook

of Histology, 6th Edi., Williams and Wilkins
company

Williams P. L. and R. Warwick(1980), Gray's
Anatomy, W. B. Saunder

병리학 문제집

초판 인쇄 2021년 4월 15일
초판 발행 2021년 4월 20일

펴낸이   진수진
펴낸곳   메디컬스타

주소   경기도 고양시 일산서구 대산로 53
출판등록   2013년 5월 30일 제2013-000078호
전화   031-911-3416
팩스   031-911-3417
전자우편   meko7@paran.com